L. HEMMA

Les Fumistes
WALLONS

(HISTOIRE DE QUELQUES FOUS)

> J'espère avoir écrit le présent livre
> sans préjugé, mais je ne prétends pas
> l'avoir écrit sans passion.
>
> ALEXIS DE TOCQUEVILLE.

DES PRESSES DE H. VAILLANT-CARMANNE,
IMPRIMEUR A LIÉGE.

LES FUMISTES WALLONS

PROSE HUMANITAIRE

Il a été tiré de cet ouvrage vingt-cinq
exemplaires sur papier de Hollande.

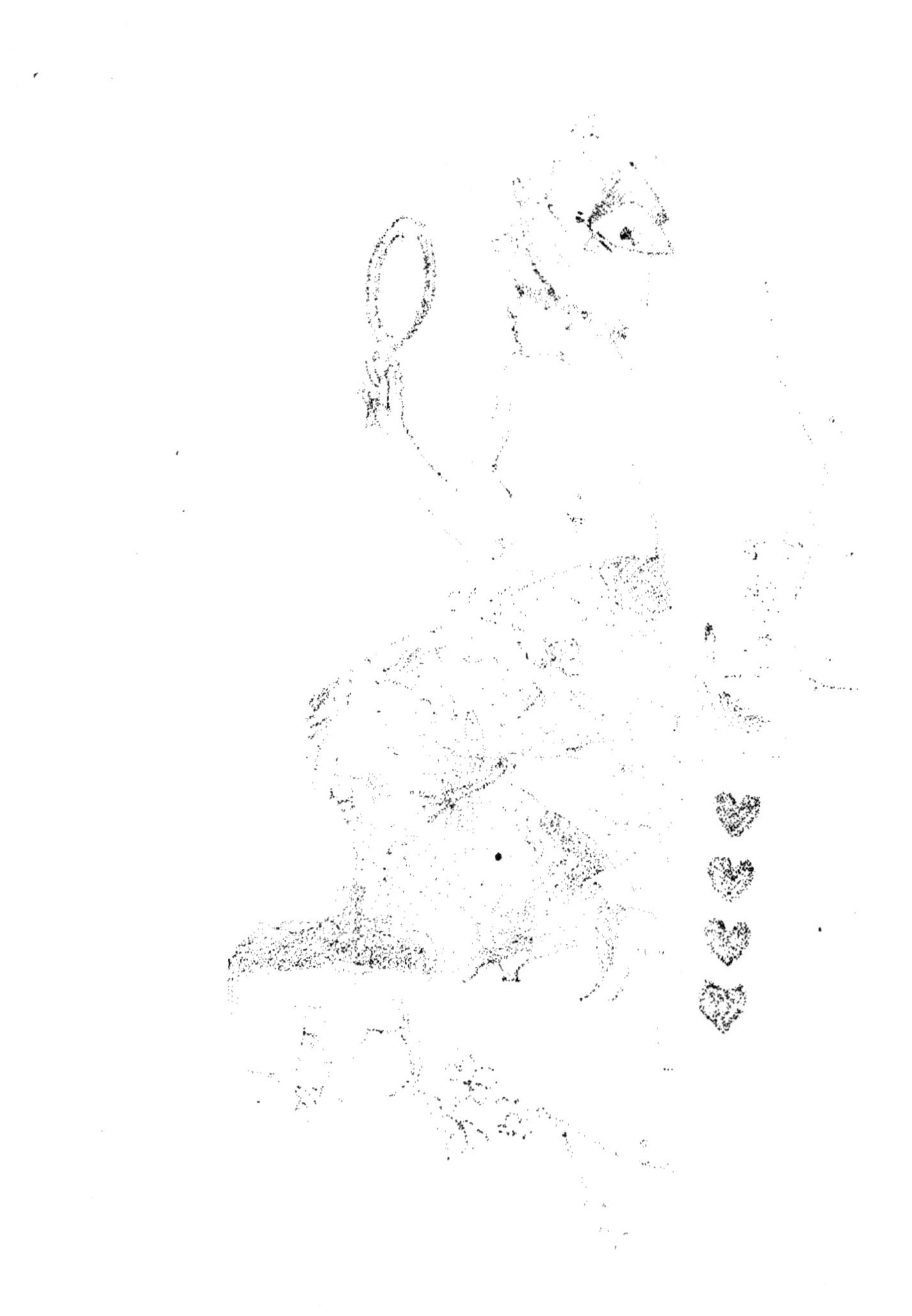

L. HEMMA

Les Fumistes

WALLONS

(HISTOIRE DE QUELQUES FOUS)

> J'espère avoir écrit le présent livre
> sans préjugé, mais je ne prétends pas
> l'avoir écrit sans passion.
>
> ALEXIS DE TOCQUEVILLE.

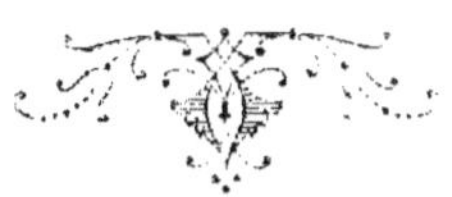

DES PRESSES DE H. VAILLANT-CARMANNE,
IMPRIMEUR A LIÉGE.

A mes Amis

Ernest Mahaim,
Albert Mockel,
Gustave Rahlenbeck,
Maurice Siville,

Je dédie le présent pied de nez.

L. H.

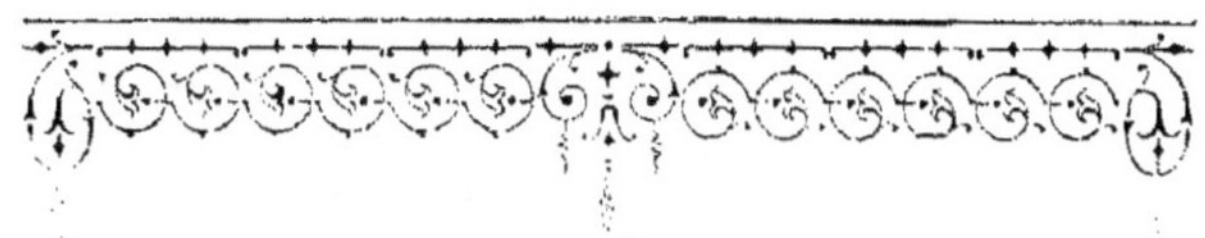

PROSPECTUS.

Maître, je te parle, écoute !

Ceci n'est pas une œuvre sérieuse, de politique ou de calomnie. Est-ce un pamphlet ? Je ne le pense pas, ayant reculé devant le *poison*. Un manifeste ? une raillerie à peine, un fruit de cette graine malicieuse et gamine qui produit le daltonisme et l'opérette, les polissons pour dames et les Gamiani.

Gamiani ! oh le vilain mot. Rembrunis-toi, lecteur, ma graine est pudibonde, et son fruit plus encore. Mais, vois-tu, jeter cette mollécule de semence au hasard de l'aventure, comme les sourires à Madame la Lune, c'est

me soulager tant ! Je possède en moi un drôle
de petit bonhomme qui se mutine à propos de
tout. Lorsque j'enrage, ou que je crie, ou que
je pleure, il rit aux éclats, me manque de respect sans vergogne et néglige de me prendre
au sérieux. Nous cachons tous au fond de nous-
mêmes, si austères soyons-nous, un petit bout de
marionnette qui gambade et gigotte, et dit des
sottises, et en fait faire aussi, quand nous son-
geons à quelque grosse affaire. Lecteur, tu as
comme moi ta marionnette. Tu te rebelles ? tu
as tort.

L'autre soir, assis à côté de madame B., dont
tu n'as cure — et qui t'embarrasserait, je le sais,
si elle ne se moquait de toi —, pourquoi lui
faisais-tu des confidences? Tu as manifesté de
l'horreur pour les perruques et protesté contre
les vieux-beaux, toi, toi! C'est la faute de la marionnette. Il y a huit jours, tu as raillé la seule
bonne idée que tu aies eue en ta vie. Le pourquoi? La marionnette. Et hier, lorsque la vieille
demoiselle V. te contait ses chagrins domes-

tiques, pourquoi donc songeais-tu à la verrue
qu'elle porte sous l'œil gauche, et quelle envie
de rire n'as-tu pas étouffée? La marionnette,
lecteur, l'inexorable marionnette!

Or, depuis quelque temps déjà, la mienne
m'ennuyait. J'avais dit de méchantes choses,
manqué trois rendez-vous (littéraires) et déve-
loppé 27 paradoxes. Je fus agacé et résolus de
la punir.

J'entrepris donc, l'autre soir, de l'enlever à la
mystérieuse retraite qu'elle habite au fond de
ma rate, et l'opération faite, je disséquai la
méchante sur de beau papier blanc, avec de
belle encre noire. Puis, me trouvant plus dispos
et d'esprit moins balourd, j'attirai fallacieuse-
ment les marionnettes de mes amis et les disséquai pareillement. Les amis furent étonnés de
se trouver soudain graves et doctement philo-
sophes. Ils ne me remercièrent point, et je leur
en sus gré.

*
* *

Mais, lecteur bien-aimé, tu connais les inventeurs! Ils veulent répandre leurs trouvailles aux quatre coins du monde et vulgariser leurs découvertes; je les imite. Après tout, le rôle de bienfaiteur de l'humanité n'est pas sans me sourire, tu penses. Pourtant certains littérateurs s'avisent d'écrire pour quelques-uns des livres pénétrants. Je ne puis approuver ces façons d'agir; ces égoïstes me répugnent. Ce sont là gens de peu, et qu'il convient de mépriser. Pourquoi, poussant plus loin leur fantaisie, ne mettent-ils point leurs œuvres sous les yeux d'un seul homme, à savoir : l'auteur. C'est un mystère indéchiffrable, et je ne comprends pas les rébus. D'ailleurs ces esprits sont animés de sentiments pervers : ne s'imaginent-ils point avoir des préoccupations élevées, une passion d'art immaculé, l'enthousiasme de l'œuvre voulue parfaite? Cela fait pitié. J'ai voulu protester contre ces doctrines subversives. Je me sentais dans les veines le sang d'un Alexandre Dumas... Que dis-je? d'un Ponson du Terrail! Aussi j'aurais considéré comme un crime de lèsecharité cette action basse et vile de garder pour moi seul le fruit de mes découvertes. Je n'ai pas entendu me souiller de cette faute.

Lecteur, remercie-moi. J'ai étalé au grand soleil les fragments de marionnettes trouvés chez mes amis et dans ma propre personne. Je les soumets à ta curiosité. Non pas, en vérité, pour que tu examines de trop près ces marionnettes elles-mêmes, mais afin que tu saches comment un homme de cœur peut, s'il le veut, opérer l'extraction de son esprit gamin.

J'ai donc formulé ma trouvaille en un récit facile à comprendre. Il n'y a point d'obscurité dans la manière de s'en servir. Ce récit jouit d'un titre et d'un sous-titre. Grâce à la gloire du sous-titre, j'aurais été proclamé homme de génie en 1830. Hélas, nous sommes en mil huit cent quatre-vingt-sept, et j'ai besoin d'excuses. Je le sais, on en veut toujours aux inventeurs, parce qu'on leur doit beaucoup. Mais si ta marionnette te laisse quelque répit, pardonne-moi, lecteur, le sous-titre, le titre et le livre lui-même. Sois clément, ne gronde pas tes enfants, ô père de famille, ô poète! et jette un regard de bienveillante mansuétude sur ces *Fumistes wallons*, histoire de quelques fous par le plus fou d'entre eux.

L. HEMMA.

2 Avril 1887.

LES FUMISTES WALLONS

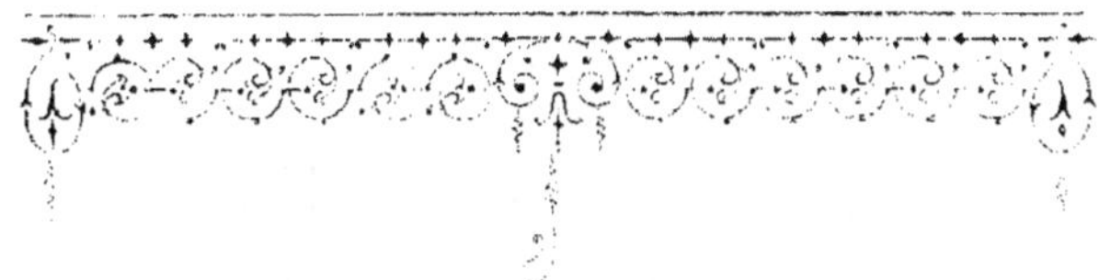

Les Fumistes Wallons.

Chapitre I.

UN COMITÉ DE RÉDACTION.

Vers le soir. Dans le petit salon aux
meubles bizarres rangés avec une asy-
métrie imprévue, un repos assoupi et pensif
s'était détendu. Des croisées — dont l'ample
crudité se voilait par l'harmonie des stores
baissés — des croisées filtrait un jour indécis,
noyant d'un flottement vague et adoucissant
d'une indécision énigmatique les contours des
objets éparpillés. Les murs, dont la hauteur
se perdait confusément dans l'ombre, les murs
eux-mêmes avaient des airs de sommeiller, une
paresse moelleuse; mais des lithographies —

par Odilon Redon — aux cadres blancs et mats, accrochaient au passage quelques brins de lumière, et cette onctueuse pâleur donnait à l'atmosphère une demi-clarté où des phosphorescences planaient.

Echoués sur trois fauteuils, trois êtres s'immobilisaient en une songerie d'abrutissement. Un rare mouvement, un geste alangui, parfois, prouvaient seuls la vie de leurs trois masses.

Le repos s'éternisait, silence rythmé par le tic-tac d'un cartel, et toujours l'ombre s'alourdissait sur la pièce, en ondes épaisses que trouait par moments le rougeoiment fugitif d'un cigare agonisant sous la cendre.

Un remuement s'agita dans un coin, sur un fauteuil; des lèvres soupirèrent :

— Oh l'ombre, l'ombre souveraine et l'énigme du non-connu!

Un corps se dressa, vaguement énorme, des pas s'amortirent sur le tapis, et, parmi la quiétude reposée du soir, un clavecin pleura la Trauermarsch de Siegfried.

— Dis donc, Quelvocable, va te fiche au diable avec ta musique de hiboux, accentua la voix rogue de Mortembouche.

Anéanti par les harmonies, Quelvocable n'entendit pas.

Dans son fauteuil, Pékin dormait. Mortembouche regarda autour de lui, se vit seul vivant, et se renfrogna silencieusement.

Or, c'était une séance du Comité de rédaction du *Mouvement Wallon*, revue mensuelle de littérature et d'art, — par un temps calme.

*_**

— Sacrebleu! hurla Mortembouche qui, gagné lui aussi par la torpeur générale, s'était fourré entre les lèvres le bout brûlant de son cigare.

L'exclamation réveilla Pékin, et brusquement Quelvocable sortit de son extase.

— Eh bien, travaillons-nous? dit Mortembouche. Pékin s'était rendormi.

— Laisse venir les ténèbres, supplia Quelvocable, attiré par le clavecin.

— Au diable! grogna Mortembouche. Qui
m'a fichu de pareils choux à la crème!

Il jeta son bout de cigare consumé, alluma
une pipe — moins dangereuse — et philosophi-
quement se momifia dans son fauteuil.

*
* *

Le *Mouvement wallon:* une revue mensuelle.
Ses idées? En littérature : Verlaine et Barbey,
Catulle Mendès et Mallarmé, Leconte de Lisle
et J.-K. Huysmans. Caractéristique : proses
obscures et vers incohérents. En musique, le
wagnérisme partout et toujours. Caractéristique : le dédain des conservatoires et l'enthousiasme pour Thomson-Raway.

Pour les arts plastiques, Chainaye et Mignon;
Khnopff et Ensor; Rops et Redon. Caractéristique : le fanatisme des impressionnistes.

Le *Mouvement wallon* défendait les symbolistes — en quoi il avait raison —; mais les mettait à toutes les sauces, — en quoi il avait tort.

Il défendait la musique allemande et wagnérienne — en quoi il avait raison ; mais la mettait à toutes les sauces, — en quoi il avait tort.

Il défendait les XX — en quoi il avait raison —; mais les mettait à toutes les sauces, — en quoi il avait tort.

Encore, le *Mouvement wallon* admirait Tournebas — le hautain poète, — l'auteur d'*Arlequin Lunatique*, l'*Ecrivain public*, et *Contre la Vie*, — et ne détestait pas Maximius Valérins, le gentil conteur du *Gagaïsme de rivre*, — qui florissaient tous deux à la *Jeunesse belge*.

Puis on avait quelques sympathies pour l'*Artiste contemporain* dont on aimait les critiques impartiales. Mais certaines idées sur l' " art radical „ , dont le dit journal s'était fait l'apôtre, aigrissaient la bile de Mortembouche et donnaient à Quelvocable de terribles attaques de nerfs.

Quant à Pékin, il s'en fichait pas mal.

De nouveau la torpeur s'était appesantie sur le petit salon. Dans la sombreur croissante, Pékin dormait, gardant à la commissure des lèvres le tuyau d'une pipe éteinte; Mortembouche grognait à voix basse et caressait machinalement la croupe rebondie de son ample bouffarde. Quelvocable, magnétisé par la musique, cherchait à rendre au clavecin un vers de Baudelaire.

— Dis, Mortembouche, quel est donc ce vers, tu sais, dans Spleen et Idéal, ou les Poèmes en prose, les chats, les chats... ah...

Les chats pâmés la nuit sur les vieux pianos....

Non, ce n'est pas cela.

— Fiche-moi la paix, riposta Mortembouche avec affabilité.

— Hé, Pékin ! susurra la dolente voix de Quelvocable.

— Hein, quoi ? articula le sommeilleur, dans l'ahurissement d'un réveil en sursaut.

— Un vers de Baudelaire...

— O vers, noirs compagnons sans oreille et sans yeux...

— Mais non, tu reviens de Pontoise, s'impatienta Quelvocable.

— Alors laisse-moi dormir.

Très mélancoliquement dans l'intensité du silence, l'adagio de la sonate quasi una fantasia gémit sa tristesse grisâtre : désirs avoués à peine et réprimés bientôt : baisers candides — hélas — dans les ombres amies, pâleur résignée des phtisiques sans espoir... Et tandis que le géant Beethoven en pleurant évoquait les grâces de la lune, une langueur torpide assoupit mollement les trois amis.

Le soir alourdissait le noir de l'atmosphère,
et de partout semblait monter un bâillement
gigantesque; le roi Sommeil faisait les paupières closes et les idées s'embrouiller. Une som-
nolence insurmontable s'abattit sur le Comité
de rédaction. Se penchèrent les têtes, et s'étei-
gnirent les pipes. Le sombre prit pour un temps
possession de l'appartement, tout bruit se tut, et
seul le tic-taquant cartel cloué à la muraille,
près d'un angle, le tic-taquant cartel aux
longues aiguilles d'ivoire fantastique, seule la
fantastique pendule parut vivre dans les
ténèbres aux ailes de plomb.

FANTASTIQUEMENT, derrière les maisons, ainsi
qu'en les vieux tableaux de Breughel, la lune
grimpa au ciel et se faufila entre les nuages, ironique, comme un lumineux masque de carnaval.
Elle regardait, la lune fantastique, et ses regards
étaient de larges nappes de clarté. Donc, sous

la toile des stores, la lune glissa ses regards dans
le petit salon, sournoisement facétieuse. Et ses
regards éclairèrent la table chargée de livres,
les murs élevés qu'habillaient les lithographies
d'Odilon Redon; ses regards furetèrent partout,
firent d'un feu mystique resplendir les fantastiques aiguilles du cartel, et trouvèrent enfin,
cachés dans la profondeur de trois fauteuils, trois
paquets énigmatiques, lesquels étaient des
hommes. Puis, regardant mieux, la lune éclaira
trois visages blafards dont les lèvres suçaient
trois pipes éteintes; trois visages: l'un brutalement bougon, l'autre naïvement extatique,
le troisième abruti avec gouaillerie.

Et, ce voyant, la lune se mit à rire en silence,
à rire comme une petite folle dans son triple
menton de grasse matrone. Puis, reprenant son
sérieux, elle fit mentalement le portrait du
Comité de rédaction.

Mortembouche, d'abord. Un grand, gros, carré,
massif; une poitrine d'athlète et des épaules à
faire craquer ses vestons. Sa tête : carrée aussi,
un front d'entêté, des cheveux coupés ras fai-
sant ressortir l'étincellement d'un pince-nez qui
cachait ses yeux de myope. Oh, ce pince-nez!
toujours de travers, il semblait un mauvais ca-
valier à califourchon sur un bidet rétif. En
dessous du nez, la bouche s'entr'ouvrait pour
laisser voir l'émail de jolies dents blanches
tandis que, plus bas, se carrait l'épaisseur glabre
d'un menton germain. Au moral, Mortembouche
était massif et carré comme au physique. Tenant
à ses idées, il voulait forcer les autres à penser
comme lui : un sanguin, marchant droit, tout
d'une pièce. On le plaisantait sur ses tendances
dominatrices et ses accès de mauvaise humeur.
En art, il fourrait de l'allemand partout, voyait
la forme, la couleur, l'apparence extérieure des
objets, et rien que cela; mais il les voyait juste.

Pékin, lui, était de beaucoup plus petit, mais
solidement râblé. De la douceur dans les gestes,

contrastant avec une voix de basse — le contre-mi, au moins — aux résonnances profondes.

Le visage, encadré d'une chevelure de jais et d'une épaisse barbe à l'avenant, se passionnait de l'éclair des yeux aux fauves ardeurs. Son caractère : Un gai compère aimant la joie; d'ailleurs friand des mièvres plaisirs comme des grasses ripailles, il promenait son entrain partout où l'on s'amuse. Mais, à la moindre contrariété, son apparence d'affabilité moelleuse et quasi féminine se boursouflait en une colère blanche, très drôle. Paresseux avec délice, un peu blagueur aussi : " énorme était le nombre des gens qu'il avait cravachés et Paul Bourget se vantait de son amitié. „ Au surplus, il ne sortait jamais que déguisé en Espagnol, connaissait Musset par cœur, donnait son admiration à Catulle Mendès, et adorait les proses délicatement ouvrées.

Quelvocable. Un grand, mince, très jeune. Vrai baron de Puysigneux, il tâchait de paraître aussi vieux que sa barbe. Une barbe bizarre,

blonde, assez mal venue, et qui faisait son dé-
sespoir par sa maigreur. Yeux bleus naïfs, et
chair poupine. Trop féminin peut-être, et malgré cela hargneux. Il posait pour n'avoir d'autre
horizon que l'Art. L'ART ! ce mot lui emplissait
la bouche, et, pour l'articuler, il enflait les joues
drôlatiquement, ainsi qu'un paysan qui n'ose
avaler une pomme de terre trop chaude. La musique le captivait d'ailleurs, et, lorsqu'on pro-
nonçait devant lui ces vocables magiques :
Bach, Beethoven, Chopin, Wagner, des phosphorescences luisaient dans son regard. Avec
cela, symboliste enfiévré, fanatique de Villiers
de l'Isle Adam et d'Odilon Redon, cherchant la
mélodie dans les mots, il voulait donner l'essence des choses, apprenait le Danois pour se
créer une originalité et se courrouçait lorsqu'on
trouvait obscures ses élucubrations.

Observation générale. En art, Mortembouche
et Quelvocable " se gobaient. „ Pékin, lui, faisait
de la littérature par distraction, au hasard.

Mortembouche admirait tout le monde, et

lui-même dans le tas. Quelvocable méprisait
l'univers et s'admirait fort. Pékin se moquait
de tout et de tous, de lui comme des autres.

— Houp là, c'est moi, dit Hamalin en entrant
dans le petit salon. Ah ça, vous roupionnez, les
autres?

— Pas moi au moins, regimba Pékin.

— Ni moi, grincha Mortembouche.

On fit de la lumière, et la lampe éclaira une
quatrième figure : celle de Hamalin. Une très
petite tête, à la fois enfantine et vieillotte; pas
un poil de barbe; le front large, sillonné par les
traces des veilles et des préoccupations d'économie politique. Outre cette science, Hamalin
cultivait les harmonies littéraires, planait dans
les "sereines régions du Droit„, se déclarait
socialiste par fantaisie, rageait à froid si l'on
parlait légèrement de ses nombreux travaux,
avait inventé quatorze systèmes de régéné-

rescence sociale et treize nouvelles méthodes
de critique artistique. Au demeurant un bon
garçon, incommensurablement sec, qui se
croyait quelqu'un et n'avait d'autre originalité que celle d'un calendrier musulman.

S'étant assis avec quelque majesté, il prome-
na dignement son gros regard sur ses trois
compagnons.

— Au moins tu nous apportes de la copie,
questionna Quelvocable.

— De la copie, mais non; pourquoi faire?

Le Comité de rédaction s'émut avec ensemble.
Mortembouche, apoplectique, s'empara de la
parole, et véhémentement apostropha l'impu-
dent.

— Pourquoi faire, malheureux, pourquoi faire?
Mais ne sais-tu rien? ne vois-tu rien? as-tu des
yeux postiches ou jouis-tu d'une myopie con-
centrée? Nous avons beau crier: " A nous les
provinces wallonnes, à nous l'élite des cerveaux
littéraires! „ le *Mouvement wallon* reste isolé et
le pays ne s'émeut pas. Pourquoi faire? *dû*

Schafkopf, o jammer, bist dù so dùm! mais pour prouver que tu existes, car tu es inexistant, mon cher; et puis il nous en faut, de la copie; 32 pages, c'est un tonneau des Danaïdes, *gewiss!*

De son côté Pékin l'invectivait :

— Chinois, Lapon, Croate, Samoyède!

Et Quelvocable, d'un ton incisif:

— Bourgeois! Pécuchet!

Hamalin se rebiffa. Il était né professeur de rhétorique, mais gardait l'art comme idéal et tombait en d'épileptiques extases au seul nom de Gustave Flaubert.

— Bourgeois, lorsque je reviens des highlands exprès pour me mettre à votre disposition, lorsque j'apporte, en leur ardeur première, les émotions grandioses qui se sont formées dans ma poitrine, Messieurs!

— Dis donc, pas vrai? tu posais comme cela devant les montagnes? hargna Quelvocable.

Mais la faveur se tournait vers Hamalin qu'on devinait une mine à " sujets „.

— Tais-toi, Quelvocable, tu as tort, trancha Mortembouche.

— Allons, tu t'abrutis, tu m'embêtes comme une bouteille vide, accentua Pékin.

— Abruti! Qui? Moi? Vous plutôt! — Quelvocable s'emportait. — Oui, toi Mortembouche, malgré ta bile, toi qui es capable tout juste de faire troupeau dans la queue naturaliste et de lécher les bottes du maître Zola. Toi, Hamalin, qui faisais des phrases dans tes langes et qui sais à peine assez de littérature pour admirer Flaubert et composer une épitaphe. Toi, Pékin, un Rodenbach sans manchettes, qui es de taille à écrire des contes moraux pour distributions de prix! vous tous qui....

— Assez, assez, tu nous assommes!

Et c'était une séance du Comité de rédaction— par un temps normal.

*
* *

— Ah! je vois qu'on s'amuse ici.

Letribun un grand noir — entrait, escorté par O'Chanvre — un petit blond.

Rêveur de métier et d'ambition, Letribun se faisait démoc-soc par désœuvrement ; O'Chanvre, prosateur par dandysme — et d'ailleurs le fumiste à froid le plus incorrigible — aimait à couler toutes ses idées en une seule phrase. On attendait de lui un roman en trois parties, dont le dernier verbe du dernier volume aurait comme sujet le premier mot du premier volume.

En outre, la caractéristique de Letribun était une maigreur d'ascète, tandis que O'Chanvre avait pour signe particulier un monocle vissé sous l'arcade sourcilière.

— Mais non, on s'ennuie, riposta Pékin. Hamalin nous raconte ses souvenirs de voyage.

O'Chanvre s'était assis dans un coin, croquant sur son carnet la caricature des parleurs.

— Apportez-vous de la copie, lui demanda Mortembouche.

— Non, plus tard.

— Philistin, bougonna Quelvocable.

— Voyons les échanges. Ah ! la *Jeunesse belge.*

Sur qui tombe-t-elle aujourd'hui ? La *Revue
décadente*: examen du Verbe. Grammairiens! Oh
ces décadents.

— Eh bien quoi, ces décadents? rugit Quelvocable.

— Rien, rien. *L'Artiste contemporain*; hum!
L'art radical.. quatre-vingt-neuf et la littérature.
Sacrebleu!

— A propos, avez-vous lu le dernier article
de Maximius Valérius?

— Flûte! dit Letribun.

. . . .

***

— J'ai terminé mon croquis, dit O'Chanvre
en se levant.

Pékin et Hamalin admirèrent leur silhouette.
Quelvocable fit la moue : O'Chanvre n'avait
pas assez accentué sa barbe.

Quant à Letribun et Mortembouche, ils
étaient en proie à une conversation littéraire...

— L'essentiel est que nous soyons bien Wallons, conclut Letribun.

— Wallons? Mais nous le sommes tous et nos œuvres aussi. Jugez-en.

Et Quelvocable continuant: Voici, Messieurs, une machine superbe, c'est d'Austerin d'ailleurs, en prose, par extraordinaire.

— La lecture!

— *Nacrure bigarrée des cardinalices brumes solaires. O l'argent diapré des constellations nocturnes! Salut, vierge impure! Chéroubs — chérubins — Qu'Azraël me soit en aide! l'ange du Nirarna et des obituaires.* Cela suffit, n'est-ce pas? comme vous le voyez, la conception est claire, la forme impeccable, et puis c'est bien wallon...

— Hum, hum! wallon... du patois...

— Un décadent, encore.

— Sangdieu! grinça Quelvocable.

— Mais oui, à la fin, nous en avons plein le dos, tu sais...

— Ah c'est comme cela, eh bien passez-vous de moi, je vous plante là.

— Là, ne te fâche pas. Voyons, Messieurs, nous insérons la prose si subtile de mon ami Austerin, n'est-ce pas? concilia Pékin.

— D'ailleurs c'est de l'*aecht* wallon. acquiesça Mortembouche.

— Un conte symbolique de Paris mystique, messieurs, c'est fluidique... Je lis :

" *Les glaces de la fenêtre se blottissent frileusement dans leurs cadres, qui, telles des lances en croix, donnent l'essence du Saint-Graal. Les glaces aiment leur cadre. Le cadre aime les glaces. La porte aime son chambranle et le chambranle aime la porte. La clef aime la serrure et la serrure aime la clef. La jeune fille aime le coussin sur lequel elle s'est assise, et le coussin hume pensivement ce qui repose sur lui; tandis que rougissant au soleil de minuit, le quai de la Batte s'active à cracher dans la Meuse pour faire des ronds. Un squelette auroral, surgi de l'inexplicable tel que les plus incompréhensibles, occupe ses loisirs du Purgatoire à pêcher à la ligne cependant qu'un dramatique et fatal coucou, fasciné, hypnotisé vous* dis-je, *regarde saigner le visage d'un vicaire magnétique.„*

— C'est une conception surplombante, approuva le Comité.

— Des vers maintenant, dit Pékin, des vers de Letournant, *les pacages wallons.* Voyons : bœufs aux flancs lourds... terre grasse... senteurs robustes... Oui, c'est bien du wallon. Nous faisons passer, hein ?

— Oui, oui.

— Un chapitre de vous, Letribun : *Flémalle grande... la Meuse... Dante Alighieri et Gérard de Lairesse...* : un exquis parfum de Wallonie, n'est-il pas vrai ?

— Certes.

Il y eut un silence.

— C'est tout ? demanda Hamalin.

— Hélas !

— Au diable ! Mais nous manquons de copie.

Quelvocable et Mortembouche réveillèrent Pékin : tous trois se levèrent.

— Voici, dit Mortembouche, une nouvelle de moi.

— Voyons, fit Letribun. *Mademoiselle au bois dormant*, dédié à Fraülein Querelle... mais c'est la cinquième fois au moins !

— Moi, j'ai une prose travaillée, annonça Pékin. *Oraison entomologique*.

— Dédiée à un bébé rose... mais c'est aussi la cinquième fois.

— Et moi, soupira Quelvocable, je viens de terminer un conte symbolique: l'*Ingénue de la Meuse*.

— Pour Lucy Papillon! Mais tu lui en as offert trente-six fois, de ta prose.

— Cinq fois seulement, dit Quelvocable.

— Ah ça! insinua le petit Hamalin, mystère dans le coin et blague en poche, qui sont Fraülein Querelle, Lucy Papillon, le rose bébé? vous nous intriguez, les trois.

Ensemble

— Fraülein? Un gentil myosotis.

— Le bébé rose? Un vertébré.

— Lucy Papillon? Une blonde perverse.

— Mais ce n'est pas répondre, cela.

— Messeigneurs, vous manquez de tact et

moi de tabac. Deux raisons pour lesquelles il faut nous quitter.

Et Quelvocable exécuta une sortie majestueuse.

⁂

— Quelvocable ! — Letribun le rappelait. — il y a deux machines dans votre copie.

— Ah ! je sais ce que c'est: un *conte violet* en vers, de la musique verbale.

— Tiens, mais toi aussi, Mortembouche, des vers... avec de l'allemand !

— Oui, c'est très wallon.

Le poëme de Mortembouche commençait ainsi :

VERGISSMEINNICHT.

A Sophie Myosotis.

L'enfer *der glühend Sonne* ardant aux cieux pâmés
Fait tressaillir de *Brünft* le sang lourd des aumailles
Et la *Saft* qui bouillonne au fond de leurs entrailles
Se tord en tourbillons de désirs affamés...

— Moi, reprit Pékin, j'ai serti des vers dans une prose rythmée.

— Voyons, dit Mortembouche : *conte pour Miette...*

— Attends, je vais te lire :

" Sous l'ombre en queue de paon des odorants pistils, se glissent les frelons amourachés des fleurs. Au fond d'un arrosoir, un hanneton sommeille — érudit malheureux que le Code a leurré! Délicatesse exquise, oh l'ultime attirance, ultime intensément, intensément ultime! Un couple d'amoureux s'agenouille à l'église, un roquet jappe au loin tarabusté de puces, et, sur le champ de glace, un naïf impubère promène un laideron qui s'embête avec lui. „

Vous le voyez, c'est condensé.

— Voici mon conte violet, interjeta Quelvocable. Il n'est pas long, huit vers.

Quelvocable présenta à ses collègues le morceau suivant:

CONTE VIOLET. — LYRISME.

À une blonde perverse.

1. O fièvre, ô passion des haleines ardées!

2. Frissonnements soyeux et fous des chairs fardées!

3. ? ? ? . . . . EXTERMINATEUR ?

4. Que lente! Que pâle! Que lente!

5. Oh la pâle! Oh l'opale! Et si, si, si dolente!

6. Surgit le mâle au bras d'acier dominateur.

7. Opale — O lente! ô pâle! — et dolente. AH troublante

8. S'angélisait aux cieux la vision râlante...

. . . .

ORCHESTRATION.

1. Angoisse électrique des violoncelles, trémolo d'ophi-
   cléide : HARPES.

2. Bassons, puis violons, puis flûte, *Tam-tam*. Violons
   et rappel des harpes.

3. Silence attentif et véhément. Cuivres brillant au
   soleil implacable, anxieusement frénétique :
   trompettes et tambour.

4 et 5. Fugue par les harpes consternées du thème 7.
   Les tant humains violoncelles et les subtils
   violons supraterrestres.

6. Violoncelles et bassons: contre-basse. Trois rayons de cuivres lointains; victoire des CIMBALES.

7. Flûtes et bassons, clarinettes, alto et harpes agonisantes.

8. Violon, violoncelle et alto; hautbois, violons surhumains et basson. Appel de hautbois et de cor anglais; *mineur*.

La gloire des cuivres psalmodie un hymne de triomphe douloureux.

Les trois amis se regardèrent.

— C'est rudement coq-à-l'âne, Pékin, tes évanouissements de vers en prose.

— Heu! Mortembouche, et ton Henri Heine?

— Et tu crois bonnement, Quelvocable, que nous imprimerons ton orchestre?

— Bah! insérons le tout, hasarda Pékin. Le public est si bête! Je vote pour vous si vous votez pour moi.

Mortembouche et Quelvocable hésitèrent.

— Soit, dirent-ils enfin; le *Mouvement wallon* sera original ce mois-ci.

Et si wallon!

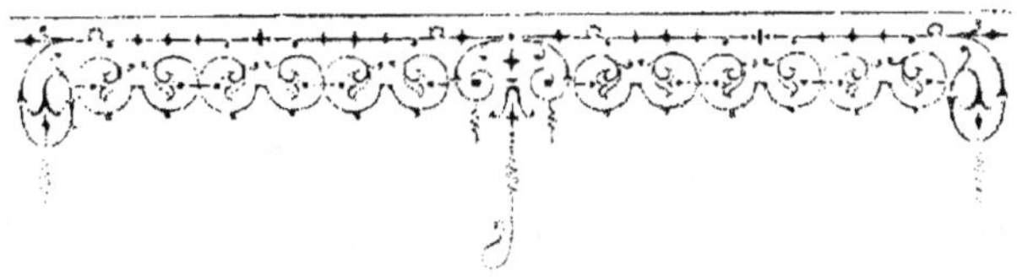

Chapitre II.

MIETTE ET PÉKIN.

Un jeudi soir.

Devant une glace au mince cadre de peluche bleue, Miette s'attiffe et se pomponne; avec une sollicitude affairée, elle s'enduit le front et les joues de poudre de riz à senteur d'iris, elle place du rouge à sa lèvre et du kohl à son œil, puis elle se gargarise avec une essence de violettes.

— Viens vite, Miette chérie. Le temps passe, mon ardente lionne. — Pékin adorait les contes d'Espagne et d'Italie.

— Là, je suis prête, partons.

Mais l'ardente lionne n'était prête qu'à peu près. Il fallut chercher un chapeau, boutonner les gants; et au moment de sortir, elle revint encore devant la glace pour remettre au point ses frisons dérangés.

— Enfin, j'arrive.

On descendit à la foire, dont les boum-boum faisaient planer sur le centre de la ville un écho de cacophonie ronflante.

Une houle énorme de flaneurs roulait confusément sur les boulevards. Ce soir-là, il ne pleuvait pas, hasard étrange. Et les milliers de lumières trouant les ténèbres de leurs yeux clignotants, détachaient en un resplendissement bizarre l'éclatante crudité des dorures et des toiles barbouillées. Une rumeur profonde se gonflait dans l'air, déchirée incessamment par les fracas heurtés des orchestres dont les tapages rythmés scandaient boiteusement les aigres criailleries des pitres: une harmonie douteuse. De distance en distance s'allumait obstinément la cruauté de quelques phares électriques vernissant d'une clarté blafarde les visages des bourgeois aveuglés, et zébrant l'air de longues élancées de rayons poudreux.

Et parmi la tempête des tam-tam et des lumières, se mouvait paisiblement le flot des promeneurs, dont les faces placides prenaient, sous l'éclair bleuté des lampes électriques, un aspect sinistre et cadavérique.

Bras-dessus bras-dessous, Miette et Pékin déambulaient, se faufilant à grand'peine à travers les groupes et heurtés sans pitié par des bandes de jeunes loustics qui trouvaient spirituel de courir en monome pour bousculer la foule. Miette se serrait contre son compagnon, pressant avec tendresse le bras qu'il lui abandonnait. Et Pékin se gonflait, se rengorgeait, bombait les pectoraux et portait haut le chef avec des airs de matamore burlesque.

— Dis, mon chéri, ces amis dont si souvent tu me parles, Mortembouche et Quelvocable, ne crains-tu pas de les rencontrer ici?

— Non, Bébé; Quelvocable cultive une rage de dents sur le dernier livre d'Edmond Picard et Mortembouche est occupé à traduire en vers approximativement français les poèmes de Herr Von Schweinburgermeister.

— C'est que, vois-tu, j'adore me trouver seule avec toi. Et ils nous gêneraient, ces autres.

— Les connais-tu donc?

— Non, mais je t'aime mieux toi tout seul.

Pékin avait ce soir-là le gousset rebondi, ayant joui la veille d'une veine persistante à l'écarté.

— Partons, continua Miette. On s'ennuie ici, et puis, toute cette foule!

Un crâmignon débouchait du faubourg Saint-Gilles, chaîne de chants joyeux qui rampait dans la cohue comme un long serpent mélomane. Impitoyablement elle se fraya passage dans la masse bêtement placide des oisifs, repoussant avec brutalité les groupes qu'elle rencontrait. Et par moments, sur la basse ronflante du fleuve des promeneurs, trillait le pizzicato rieusement indigné d'une femme trop chatouillée, tandis que passait et repassait le souple reptile humain accompagnant sa course d'un refrain allègre

Accoré tos, turtos, turtos,

A l'fôr à Lîge.

— Oui, tu as raison, partons.

Et Pékin entraîna Miette au théâtre du Pavillon de Flore où l'on jouait un drame. Pékin s'assoupit à moitié dans son fauteuil, tandis que la jeune femme déversait sur la vertu du héros et sur les vices du traître toutes les larmes que sa sensiblerie tenait à sa disposition.

Ils sortirent, le spectacle fini, et, par désœuvrement, retournèrent au champ de foire.

— Minuit. Un silence s'étendait maintenant sur les boulevards, troué ci et là par les pas de quelques rares promeneurs. Presque toutes les loges avaient éteint leurs feux, et des ombres lassées voguaient au courant de l'air. Ils entrèrent dans une pâtisserie qui, par hasard, se trouvait encore ouverte, et Pékin qui se savait en fonds, fit ostentation de générosité, et combla « son ardente maîtresse » de glaces et de petits pâtés. Puis, pour montrer jusqu'où pouvait aller sa grandeur d'âme, il commanda du champagne — un quart de bouteille à un franc vingt-cinq. Sa libéralité l'effraya, du reste. Aussi, regrettant peut-être les inexcusables prodigalités qu'il avait faites, il but la bouteille tout seul, pour se consoler. Mais le bruit, les rires, la fatigue et peut-être le vin le grisèrent, si bien qu'oubliant toute retenue, il redemanda du champagne, trois quarts de bouteille coup sur coup. Cette fois Miette en prit sa part.

Et alors on vit une chose étrange; le grave Pékin, si réservé d'habitude, lui, l'un des rédacteurs du *Mouvement wallon,* divagua, divagua, divagua!

— Miette, mon bébé, sur mon cœur!

Et comme elle se regimbait:

— Je t'embrasserai, o marquesa, je le veux, je t'y forcerai.

— Essaye; mais vas-y donc, nigaud!

Elle lui rit au nez si drôlement, qu'il se retira, tout ahuri. Puis, son ivresse suivant un autre cours :

— Tu ne veux pas! tu ne veux pas! articula-t-il sombrement.

Et il lui récita Rolla, coupant bizarrement

les vers avec de grands soupirs attendris. Il finit
par pleurer à chaudes larmes dans les cheveux
de Miette. Alors celle-ci l'emmena chez elle,
tandis que trébuchant, il lui demandait :

— Te verrai-je demain, o ma Juana d'Orvado?

— Demain, non, je suis invitée chez une
amie.

— Et samedi, Bébé?

— Non, tu sais bien, ma cousine vient me
voir.

— Ah! et dimanche, ardente Belcolore?

— Que tu es bête! et ma vieille tante!

— C'est juste, ta tante, ta tante, ta tante...

Et Pékin s'écroula dans un fauteuil où il s'en-
dormit aussitôt, tandis que, mélancoliquement
solitaire, Miette confiait sa chair blanche à
l'étreinte languide de ses draps.

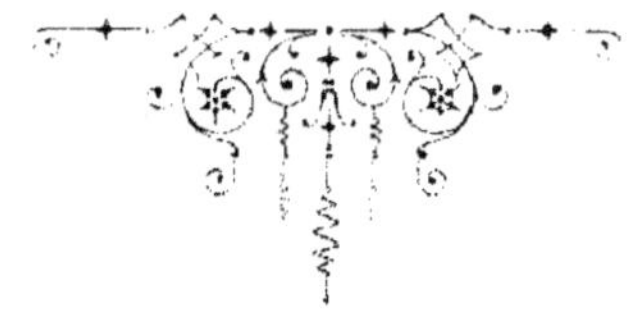

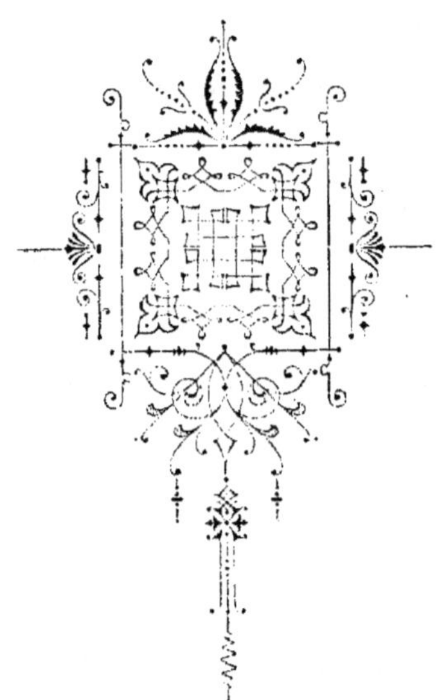

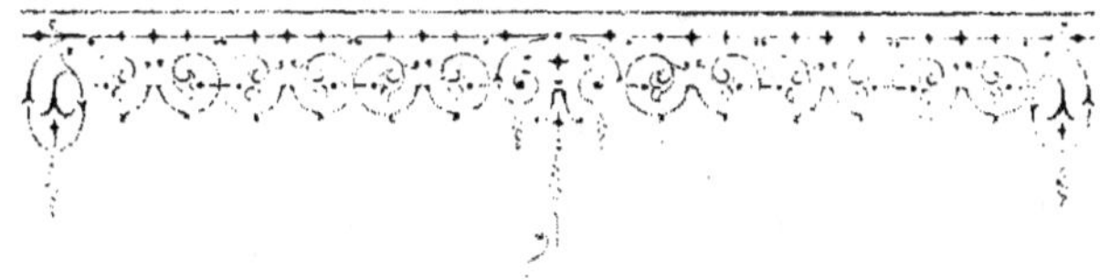

Chapitre III.

FRAULEIN QUERELLE

E vendredi soir.

Devant la glace au mince cadre de peluche bleue, Sophie Querelle s'attifle et se pomponne. Avec une sollicitude affairée, elle cache les petites rides du front et la roseur des joues sous la blanche matité d'une poudre de riz à senteur d'iris; elle place du rouge aux lèvres et du kohl aux paupières, puis elle se gargarise avec une essence de violettes.

— Ah enfin c'est fini, cette toilette! Sortons, und rasch!

—Un instant, mon chéri, je suis à toi.

Et tandis que Mortembouche promène son agacement à grands pas dans la pièce, la jolie oblique se caresse la face d'un dernier coup de houppe de cygne.

— Là, je suis prête.

Mais Sophie Querelle n'était prête qu'à peu près. Il fallut chercher un chapeau, rattacher une agrafe défaite; et au moment de sortir, elle revint devant la glace pour remettre au point ses frisons dérangés.

— J'y suis.

Ils s'en furent au champ de foire qu'animait le grouillement d'une foule désœuvrée, ils cheminèrent dans la cohue, s'arrêtèrent devant les parades et sourirent en déchiffrant les enseignes des échopes : friture liégeoisse, ménagerit unic, l'androginne nourrice, monstre sens présedant, etc. La loge d'un géant les arrêta aussi : le barbouillage de la façade montrait le roi et la reine — tous deux beaucoup plus grands que leur voiture —; et la reine souffrant d'une pénible digestion sans doute, mélancolisait cruellement avec des joues toutes vertes, tandis que le roi montrait une face hilare amplement bariolée de bonnes couches de vermillon.

— Sale race, *sicher, sicher*, ces gens de foire, bougonnait Mortembouche: cela connaît moins d'orthographe qu'un cancre d'école primaire, et cela vous torche des peinturlurages de toiles...

— Allons, tais-toi, corrigea Sophie Querelle; eh bien quoi, ces portraits? Ils valent ceux de Gallait au musée de Bruxelles.

En fréquentant les rédacteurs du *Mouvement wallon*, Sophie avait reçu un frottis d'éducation artistique, et, continuant son idée, elle démolit Gallait en deux minutes et un quart. Mortembouche, lui, rénitait. Certainement les portraits du roi et de la reine étaient des croûtes gluantes, il y avait un parfum de sueurs dans la Peste de Tournai, — une peste, oh oui! mais, n'est-ce pas, cependant, Gallait, un nom, un homme, un pinceau, quoi, oui un pinceau, quelqu'un enfin!

— Gallait? il achète des épingles, les emmanche à des morceaux de bois, les trempe dans l'asphalte — est-ce asphalte ou bitume? — et promène ça sur des toiles blanches...

Sophie s'animait, Sophie élevait la voix, enflant ses phrases avec l'entêtement tranché des ignorants qui dissertent sur l'inconnu. Mortembouche luttait encore : maintenant, oui, des croûtes ; mais auparavant des œuvres, de la ligne, de la couleur, de l'....

— Voyons, tu déraisonnes, coupa Sophie. Pékin d'ailleurs n'est pas de ton avis. ainsi...

— Pékin? Tu le connais ?

Fraülein Querelle ébaucha une moue agacée.

— C'est toi qui m'as dit....

— Moi ?

— Oui toi, l'autre jour, il y a longtemps. que sais-je! viens, entrons là, à l'*enfer*, ce sera du neuf.

Et elle poussa Mortembouche dans la rouge baraque où, pendant quinze minutes, défilèrent sous leurs yeux toutes les maladies et les hideurs morales du vieux monde. Avocats déloyaux, boulangers infâmes, prêtres, rabbins et cuisinières, grande dame cachant un gommeux dans l'ampleur de sa crinoline, bouchers, pâtissiers,

journalistes et tartufes, tout passa aux feux de
la rampe sous les huées que l'indignation arra-
chait au public, tout passa, contrit et brûlé
sans pitié, tandis que, du haut de son tribunal
sanglant, le pitre gonflait la voix pour les mau-
dire à grands éclats d'imprécations tonitruantes.

Ils y étaient depuis cinq minutes que déjà
Sophie s'ennuyait.

— Sortons, il pue le peuple, ici, et puis c'est
si bête, cet auto-da-fé de mannequins rouges...

— Bête, non pas!

— Je te dis que si.

— Je te dis que non. Il y a de la couleur, de
la forme...

— Tu me scies, tu sais.

— Oui, oui, de la forme, de la couleur.

— As-tu fini?

— Silence là-bas, glapit de son estrade le
maître de la loge.

— Non, je le maintiens! très original; et
pure saveur d'inspiration populaire....

— Te tairas-tu!

— Intéressant, très intéressant, oui, oui, ergotait Mortembouche.

— Hé, vous deux, vous interrompez le spectake, rugit de nouveau le forain indigné.

— Clos t'gueuïe, fré! ricana une voix, aux secondes.

— Allons, vieus, partons!

Et Sophie voulut entraîner Mortembouche qui résistait, tandis que les spectateurs furieux de l'interruption, les noyaient sous un flot d'harmonieuses invectives:

— Vas-è, mâssi pante.

— Hé, l'grande biesse avou s'neur jâgô.

— Hérî d'chal, flairant potiket d'amande!

Une bousculade les jeta à la porte, et tandis que s'acharnait après eux le verbe acide du piètre Belzébuth : " carottiers, engeance de sales bourgeois, encore des ceusse pour qui s'qu'il faudrait la chaudière, etc. ,. le couple se taufila dans la foule et s'éloigna, continuant la dispute.

— Là, tu vois, hein, disait Sophie, il est beau ton art populaire!

— Was, denn? Sale race, ces forains! oh, je lui dirai son fait, à celui-là! Mais l'art reste toujours aussi pur. Quelvocable appelle cela " une frêle et subtile essence de fleurs wallonnes „ et....

— Quelvocable? Encore un drôle de Jean Farine, celui-là.

— Pourquoi?

— Il n'y a qu'à voir sa tête. Et puis sa conversation, mon cher! tiens, il va bien avec Hamalin, un candidat perpétuel à l'Académie de Belgique.

— Hein? D'où connais-tu ces deux-là?

— Es-tu bête!

Et la causerie se traîna encore, moitié pêche, moitié prunelle, jusqu'à ce qu'une affiche affriolante " Aux beautées du Sérall „ vint tenter leurs regards.

— Ce doit être drôle, dit Sophie. Entrons.

Ils trouvèrent une diseuse de bonne aventure qui leur prédit un héritage; elle promit à Sophie un mariage et le célibat à Mortembouche.

— J'ai faim, dit Fraülein Querelle lorsqu'ils se retrouvèrent dans la foule.

Mortembouche n'avait pas entendu, sans doute, car il ne souffla mot.

— Conduis-moi souper, insista l'estomac de la jeune femme.

— Souper? Quoi? Nous irons manger des choux à la crème.

L'appétit de Sophie réclama, mais Mortembouche n'écoutait plus ou ne répondait qu'en allemand. Ils s'en furent donc à la pâtisserie foraine où l'affamée dévora vingt-quatre petits gâteaux.

— Ah bien, en voilà un tonneau des Danaïdes, gémit Mortembouche.

— Rabelaisien! heureusement le fond tient encore, tu vas voir.

Elle demanda un bol de punch, au grand émoi de Mortembouche qui, furtivement, compta l'argent qu'il possédait. Par bonheur. il avait carrotté ses parents, la veille. et il paya — non sans maugréer.

— Rentrons, et vivement, dit-il, saisi d'une crainte pour le reste de la soirée.

— Rentrer, déjà !

— Oui, oui. Et Mortembouche serrait le bras de sa " petite femme „ avec une brutalité qu'il s'imaginait être voluptueuse caresse.

— Grand nigaud ! susurra-t-elle en rendant la pression.

Ils firent chemin quelque cent mètres. Mais Sophie se laissait traîner.

— Écoute, vrai, maintenant je ne saurais pas, insinua-t-elle, j'ai trop faim.

— Raison de plus.

— Fais-moi souper...

— Ah mais non, par exemple !

— Mon petit Mortembouche !

— Non, non, non !

— Alors, je refuse, articula-t-elle carrément.

— Voyons, mon petit Vergiss mein nicht ?

— Conduis-moi souper.

— Bonsoir ! dit Mortembouche en la quittant.

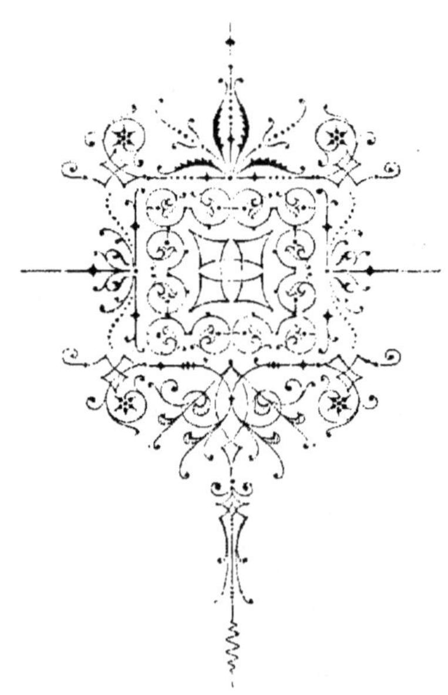

Chapitre IV.

LUCY PAPILLON.

Oh le vilain temps, ce samedi soir ! Un gros vent pleurard qui promenait ses gérémiades par les rues, du noir dans l'air et de minces crachats de pluie fine qui s'abattaient sur les passants. Peu de passants du reste. La rue Gérardrie, où cheminait Quelvocable, prenait des mines renfrognées, morne et déserte comme un cloître — moins le mystère. Secoué par les rafales, ramenant à grand'peine les pans de son manteau qui voletaient — telles de larges ailes d'oiseau lugubre. — Quelvocable roulait des idées grisâtres. Hein, quelle déveine ! Et il énumérait ses ennuis, goûtant, à la confection de cette piteuse table des matières, une sorte de volupté maussade. Le *Mouvement wallon* d'abord,

qui lui réclamait des proses ! si bien qu'au lieu
de la délicieuse flemme qu'il s'était promis de
battre devant le feu en compagnie de sa fidèle
bouffarde, et en écoutant dehors râler la plainte
du vent, au lieu de savourer ce bonheur il avait
dû se fiche au travail. Puis ce malencontreux
samedi où il devait aller voir sa petite femme,
Lucy Papillon, et sortir avec elle, la promener
par la ville et l'amuser ! oui, l'amuser ! Et pour
comble d'infortune, son porte-monnaie pesait
moins que rien dans sa poche, quasi vide, hélas,
et plat comme les livres de Monsieur Georges
Ohnet.

Aussi, exaspéré par tant de malencontres,
son esprit gigotait en soliloques soucieux.

— Pauvre moi, gémissait-il, la guigne s'a-
charne sur ma tête. Je couve un rhume : il pleut.
Je tousse comme un héros de Millevoye, et
Messire le Vent m'enveloppe de son inimitié.
Hier, je joue chez Maria, espérant gagner
et me remettre à flot, et voici qu'une male-
chance s'est abattue sur moi ; j'ai perdu, perdu.

Alors emporté soudain par les ailes du ly-
risme.

— Oh ma bourse, s'écria-t-il, tu es plate,
plate. Et je voudrais te voir grosse, grosse.
Vide et flasque, comme tu l'es, tu fais la gri-
mace, vil morceau de cuir, et tu ressembles à
une robe sans femme dessous, à un vieux
cheval sans chair qu'on mène à l'équarrissage.
Je voudrais te voir ample et bedonnante comme
Monsieur Sarcey, rebondie comme une outre
pleine, très potelée et plus que rondolette ainsi
que la gorge puissante d'une solide nourrice.
Ma bourse, tu me désoles, car tu n'as pas le sens
commun. Tu n'as pas même le sens artistique,
vieille bête, car ta maigreur est en contradiction
avec les règles de l'esthétique ancienne...

Il eût continué sans doute pendant cinq
minutes au moins, s'il ne s'était trouvé au but.
Devant lui se dressait un sombre bâtiment. Au
second étage, la fenêtre de Lucy luisait, comme
un grand œil carré qui se moquait de lui. La
pleuvinette tombait toujours, secouée par les

coups de reins du vent, et une nuance désolée s'étendait sur la noire façade luisante.

Le front mauvais, la moue rechignée, Quelvocable pénétra dans la maison. Puis il grimpa, grimpa l'escalier noir qui se recroquevillait mystérieusement dans l'ombre.

⁂

Un coup sec à une porte, et il entra chez Lucy.

Lucy Papillon l'attendait, mirant ses joues poudrederizées dans une glace au mince cadre de peluche bleue.

— Ah te voilà, enfin ! Tu sais, je désespérais.

— Voyons, oublions tout, puisque je suis là, ma byzantine.

Quelvocable montra vaguement un sopha qui songeait dans un coin.

— Ne trouves-tu pas, murmura-t-il, c'est une égoïste et raffinée jouissance de rester tendrement au coin du feu par ce temps de Cap-Horn.

Il la prit par la taille ; mais elle, résistant.

— A bas les pattes.

Et comme il insistait ardemment.

— Non, non, pas maintenant. Sortons plutôt, conduis-moi chez Ruth.

— Perverse ! gémit Quelvocable.

Il tenta de nouvelles instances, mais tout fut inutile. Elle voulait aller au théâtre, elle *roulait*.

Alors, de guerre lasse, le malheureux se décida. Il remit son manteau, pendant que la blonde Lucy boutonnait ses gants, retouchait d'un trait l'ombre noire des paupières et la pourpre des lèvres et posait avec sollicitude sur ses boucles folles un gentil petit chapeau. L'une, rieuse et bavarde, suivie de l'autre muet et sévère, ils descendirent l'escalier long, long.

Ils cheminèrent par les rues cinglées de bise. Quelvocable, malgré sa piètre fortune, se consolait à demi, comptant sur son étoile et sur son expérience. Songer à user de persuasion pour détourner Lucy de son projet, c'eût été folie. Lorsque, sous la pâleur mate et trans-

parente de son joli front, mademoiselle Papillon
avait niché une idée, le diable, sa queue, ses
cornes et ses griffes n'auraient pu l'en déloger.
Mais si la contradiction redoublait l'entêtement
de la blonde Lucy, son caractère ondoyant la
portait à changer de pensées cent fois par
minute. Et surtout, lorsqu'un dessein baroque —
ou tristement irréalisable, comme aujourd'hui
— s'était bien ancré dans la cervelle de la jeune
fille, une approbation enthousiaste ou une exa-
gération de l'idée folle faisait merveilleusement
changer de direction l'esprit de la capricieuse.

Cependant sous leurs pas le chemin passait ;
passaient les trottoirs et encore les trottoirs
luisants de pluie, passaient les rues et les places
ébranlées par des assauts de la bourrasque.
Lucy luttait vaillamment contre la maudite
colère du temps ; Quelvocable lui ayant proposé
avec énergie — le malin ! — de prendre une
voiture, elle avait refusé catégoriquement, et
ils allaient contre averse et tempête ; les goutte-
lettes de pluie pulvérisées par les coups de

massue de l'air, venaient traîtreusement vernir
le visage de la jeune fille, impuissante à main-
tenir son parapluie; et d'impitoyables poussées
de bise soulevaient, soulevaient, soulevaient et
ballonnaient les jupons de l'intrépide, avec des
brutalités indiscrètes... Mouillée jusqu'aux jar-
retières, mademoiselle Papillon riait, riait de
petits rires coupés par les rafales : riait jaune.

Ils arrivèrent place du Conservatoire. Devant
eux la passerelle, mi-obscure dans l'atmosphère
épaissie de brume, prenait son élan vigoureux
et traversait la Meuse. Un torrent d'air, d'une
impétuosité irrésistible, remontait le fleuve et
faisait douloureusement gémir les fils du télé-
phone. Le pont balayé par la pluie, fouetté des
chocs du fleuve gonflé par la tempête, semblait
un grand navire, aux mâtures rasées, souffrant,
tanguant, roulant sur une mer écumeuse.

— Eh bien, encore une minute de courage et
nous serons arrivés, dit Quelvocable.

La réponse de Lucy s'évanouit dans le vent.

— C'est dommage, reprit le jeune homme.

J'adore ce temps mouvementé. Au moins n'est-il pas bêtement plat comme les jours calmes. Ce qu'on appelle le beau temps me fait penser à un veau prétentieux.

— Mon cher, tu as tort de composer des phrases : elles sont perdues dans ce fichu ouragan.

— Du tout, j'aime la bise et les averses ; c'est plus drôle que le soleil ; c'est stupide le soleil à la fin : toujours la même chose, depuis Josué.

— Ecoute, tu me rases.

— Eh non, je suis content. Vive la joie ! rugit Quelvocable en exécutant une pirouette, vivent le théâtre, et la pluie, et le vent, et les petites femmes grincheuses. Tiens, tu as joliment bien fait de me forcer à aller chez Ruth. Nous allons rigoler comme un million de petites baleines, nous rencontrerons des amis et des amies, et nous nous ferons du bon sang à écouter la Mascotte. D'abord, moi, je ne l'ai vue que huit fois.

— Tais-toi donc, tu m'agaces.

— Mais non, mais non. C'est très gai et je veux rire tout mon saoul, ce soir...

La tempête soufflait des haleines énormes. La passerelle, sur laquelle ils s'étaient engagés, disparaissait sous des trombes de pluie, et au-dessous d'eux la Meuse choquait sourdement ses vagues. Cramponnés à la balustrade du pont, ils continuaient à marcher, mais plus lentement, à présent.

— Et, tu sais, Maria y sera, poursuivit Quelvocable: Maria, la petite blonde si drôle..

— Une pimbêche.

— Et Charlotte, ton amie intime...

— Nous sommes brouillées.

— Ah mais, as-tu fini d'être maussade, Lucy?

Il faut rigolbocher et non pas faire la moue. Tiens, tu verras tous mes copains; d'abord Ernest Rankart, qui est si amusant.

— Un nain prétentieux.

— Puis l'incommensurable Borsague. Il est si haut, si haut qu'on ne sait pas voir quand il salue.

— Une asperge moins la chevelure.

— Et Parny, avec Sardanxhe.

— Gambrinus et Quasimodo, tu sais.

— Eh bien, Pâris Mystique, si tu veux.

— Un christ allemand qui pose pour l'anémie. Tu les choisis bien, vraiment.

— Alors, ma petite, ceux que tu ne connais
pas ou que tu connais peu. Austerin...

— Un moujik.

— O'Chanvre...

— Connais pas.

— Et puis Mortembouche, Pékin et Hamalin,
mes amis intimes.

Ils s'étaient arrêtés.

— Retournons, dit Lucy.

— Ah ça, tu perds la tête, contredit Quelvocable qui riait sous cape.

— Merci; tu crois que je vais me laisser jeter
à l'eau par *ton* affreux temps, pour aller voir
tes amis et *tes* amies et étouffer dans *ton* hor-
rible salle de spectacle...

— Allons, voyons, pas de bêtises.

— Non, non, non, non !

Et Lucy Papillon revint brusquement sur ses pas, suivie de Quelvocable hypocritement furieux. Mais où aller maintenant ?

— Chez toi, dit Quelvocable.

— Pas de ça, Lisette. J'ai faim.

— Heu! geignit Quelvocable abasourdi par ce malheur.

— Vite, allons souper.

— Où ça ?

— Où tu veux.

— Parfait, acquiesça le jeune homme, fort peu rasséréné.

Il réfléchit quelques secondes, très vexé, et passablement anxieux. "Mais aussi pourquoi les femmes ont-elles toujours faim ?„ Soudain, sa figure s'éclaira d'un sourire.

— J'ai trouvé, dit-il; nous ferons un souper drôle.

La marche pénible fut reprise, lentement, lentement, à travers les remous de l'air. Le couple, luttant de son mieux contre les averses, traversa des rues et des rues, bousculé sans trêve par les soufflets du vent. Le parapluie de Lucy s'était retourné, prenant la forme d'une tulipe. Et Quelvocable perdit son chapeau qu'il poursuivit en maronnant les imprécations de Camille; il le retrouva à demi enfoncé dans la bouche d'un égout, et, triomphalement, continua sa route, coiffé d'un fangeux couvre-chef, d'où tombaient sans cesse des petits ruisseaux d'eau noire qui changeaient désastreusement la face blondâtre du "poète„ en un visage de Papou tatoué.

Ils arrivèrent au champ de foire, morne et désert, naturellement, et Quelvocable introduisit son "amante„ dans une loge graisseuse, parfumée de relents d'huile bouillie. Il commanda des pommes de terre frites.

— Comment, c'est là ce que tu m'offres !

— Attends, ce n'est qu'un prologue.

De rudes bouffées de bise faisaient craquer les ais disjoints de la loge. Un gémissement plaintif, douloureux comme un râle d'enfant, s'élevait continuellement des charpentes ébranlées par la bourrasque. Des courants d'air glacial rampaient sournoisement sur le plancher. Au dehors monseigneur Borée geignait lamentablement dans les arbres.

— Voici. dit Quelvocable, en se pressant avec tendresse contre le joli corps de Lucy. voici des vers que j'ai ciselés à ton intention.

— Oui, oui, c'est bon, mais la suite du repas. où est-elle ? J'ai faim, moi.

— Écoute d'abord :

> Enfant dont le désir a rongi la pâleur,
> La tristesse des sons fait les femmes s'étreindre
> Et je voudrais, ta lampe — O Vestale ! — l'éteindre.
> Moi, cet Esprit wallon dont la larme est un pleur.

Il s'arrêta, à la fin de cette première strophe. Mais Lucy Papillon se fâchait.

— La suite, te dis-je, la suite ! Vas-tu me faire poser ici ?

— La suite ? Bon. La voilà, la suite :

> Oui, oui, oui, dis-moi oui, adorable traîtresse :
> L'énigmatique amour, l'amour des contes bleus.
> Sera l'ardent foyer de ces matins frileux
> Où le baiser fuit loin de la triste maîtresse.

— Ah c'est trop fort, à la fin. Le souper, le souper !

— Mais Lucy...

— Non ? Alors Zut !

— Lucy, reste donc, il y a encore trois strophes....

— Zut, zut, zut!

Et Lucy Papillon s'enfuit, indignée.

Quelvocable la regarda s'effacer dans les ténèbres ; puis, revenant achever son assiette de pommes de terre frites,

— Ouf ! dit-il.

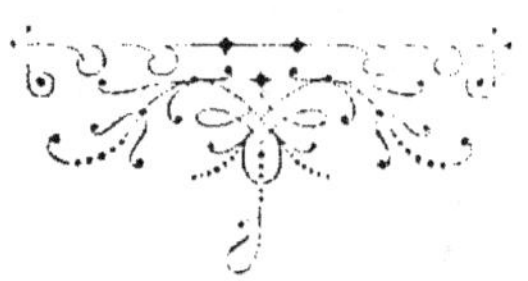

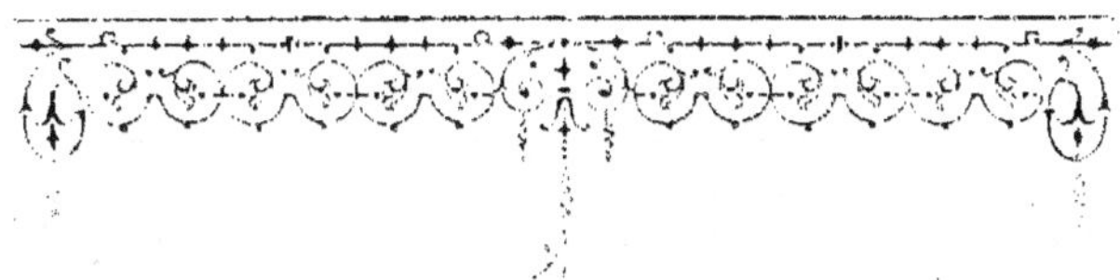

Chapitre V.

EN · PETITE-BÈCHE ·.

Un bizarre boyau qui se faufile entre les petites maisons d'Outre-Meuse — comme un serpent sous de jeunes taillis, — une sorte de sentier pavé, bordé de vieilles bicoques, c'est la rue Petite-Bêche. Elle se glisse, la sournoise, parmi les piteuses masures des besogneux, et la cynique rit des misères qu'elle rencontre sur son passage ; ils rient aussi, les carrés de grès qui en forment l'aire, ils rient les piteux carrés de grès inégaux et mal rangés, ils rient, ils rient jusqu'aux larmes : des larmes de boue huileuse. Et les pauvres constructions qui se succèdent des deux côtés de la rue, ont des airs tout drôles. Rient-elles, les pauvres constructions ? Hélas, elles prennent sous le gros œil rond de

Madame la Lune, leur générale en chef, elles
prennent des attitudes bizarres, des mines de
sourire tant qu'on peut en pleurant plus qu'on
ne veut, les vieilles maisons. Elles se serrent les
unes contre les autres, frileusement, et font
" l'alignement „ tant bien que mal; mais, en
dépit de leur grand âge, elles gardent des ap-
parences de conscrits à l'exercice, avec des
fosses et des bosses dans la " ligne „. Les plus
joviales d'entre elles boutent en gros relief de
façade quelque très ancien pignon recouvert
d'ardoises, un toit penché sur l'oreille comme
la casquette d'un pochard loustic, ou encore les
marches de pierre d'un seuil qui s'est usé et af-
faissé au milieu, le malheureux, harassé d'avoir
souffert depuis tant d'années la caresse des se-
melles de bottes. Quelques-unes de ces maigres
habitations prétendent encore au respect des
jeunes. Les unes veulent leur imposer par des
figures revèchement vieilles, les autres par un
reste de tournure désinvolte et hardie, ce qui sied
bizarrement à leurs carcasses branlantes. La

plupart, du reste. repliées sur elles-mêmes et
comme honteuses de se trouver là. gardent
une dignité maussade et plaintivement sug-
gestive, au milieu des bravades de leurs com-
pagnes. On sent planer dans l'atmosphère la
terreur des jours de noire misère, la révolte
étouffée et muette, le regret des aimés qui
pleurent, et cependant le courage du travail
sans répit avec l'ambition de cette crânerie
suprême : railler jusqu'à fin la souffrance et la
mort.

Mais la rue Petite-Bêche, la rue *matérielle*,
le sale couloir mal dallé, ne saisit point l'intense
résignation, les pâles gaités des choses et des
êtres. Elle rit, la rue Petite-Bêche, elle rit
comme une vilaine petite folle, et son rire cruel
au milieu de ces sourires forcés, est lourd,
pénible et désolant : comme si un méchant rayon
de soleil torride blessait traîtreusement les
tristes regards de la lune.

*
* *

Ce soir-là, ainsi que d'habitude, la rue Petite-Bêche riait, elle riait, la perverse, — RIAIT !!!!

Soudain, elle s'arrêta, inquiète. Puis elle se mit à rire de nouveau, à rire plus fort en se trémoussant comme une chatte voluptueuse qu'on chatouille au bout de l'échine. Elle venait d'apercevoir une étrange silhouette, une forme marchant cauteleusement au sein des ombres. Cet être se rapprocha, et bientôt l'on put distinguer un homme fort maigre, amplement enfoui dans une large houppelande grise, à la main un gourdin très gros, et sur la tête un chapeau de feutre mou grand, grand, grand et gris, gris, gris, dont les bords ténébreusement rabattus, ne laissaient entrevoir qu'une légère touffe de poils blonds, blonds......

La rue Petite-Bêche, intriguée, l'observa.

L'homme habillé de gris fit quelques pas sur le pavé, avec d'infinies précautions se glissa dans le renfoncement d'une porte, entr'ouvrit sa

large houppelande et jeta un rapide coup d'œil
sur sa montre. Puis il reprit sa marche défiante,
parcourut la rue jusqu'au bout, et revint bientôt
à son point de départ où il s'arrêta.

Tout à coup, sortant de la Place Delcour, une
autre ombre s'approcha : une ombre plus petite,
celle-ci, quelque chose qui ressemblait à un
homme, une forme trapue drapée en un gigantesque manteau espagnol comme un trépassé
en son suaire, le chef couvert d'un chapeau de
feutre mou, large de bords; un grand bâton,
une sorte de petite massue, se cachait à moitié
sous les plis du manteau noir.

— C'est un spectre, sûrement, se dit la rue
Petite-Bêche, ou c'est messire Belzébuth lui-
même... Elle ne se sentait plus à son aise, la rue
Petite-Bêche.

Du reste, le noir hidalgo et le personnage à la
houppelande grise montraient eux-mêmes une
bravoure quelque peu inquiète. La forme noire
s'était engagée dans la rue; soudain elle s'arrêta,
sondant les ténèbres avec persistance : tels le

lynx dans le désert de sable et la vigie dans le
désert d'eau, ô Romantiques! L'être noir au
manteau espagnol, peu rassuré sans doute,
rétrograda. Aussitôt un mouvement se fit sous
la porte où se cachait l'ombre grise, et l'on
entendit le bruit sec d'un pistolet qu'on arme.
L'homme noir s'arrêta de nouveau. L'homme
gris se replongea dans son encoignure. Et pendant quelques minutes l'ombre noire et l'ombre
grise restèrent à s'observer, chacune lançant à
l'autre de furieux regards dont les reflets d'es-
carboucles étincelaient sous les bords des chapeaux mous. Chacune se sentit mise en défiance
par l'attention obstinée de l'autre, et d'ailleurs
leur attitude martiale était bien faite pour les
intimider. Enfin l'ombre noire, ayant longuement
hésité, s'approcha de l'ombre grise. Lorsqu'elles
furent à trente pas l'une de l'autre, la première
ombre interrogea :

— Quand même ?

— Quand même! riposta fièrement la seconde.
Les deux ombres se réunirent en une poignée

de main et s'effacèrent dans un enfoncement obscur. Il y eut des gestes brefs, des paroles chuchottées. La Petite-Bêche écouta :

— Oh l'intense et frêle parfum, le doux relent de Wallonie, mon bon Pékin, disait l'ombre grise.

— Tout de même, m'en fiche pas mal, tu sais. Quelvocable, répondit l'ombre noire. J'ai transbahuté ma peau jusqu'ici, mais ne suis pas tranquille.

. . . .

— Oh, mon cher, la hautaine gloire du symbole !

— Pour sûr, ce sont des revenants, se dit la rue Petite-Bêche ; et elle écouta encore, craintive. Des bribes de conversation lui arrivaient : ces deux voix, l'une jeune et flûtée, l'autre douce telle que peut l'être un piano de basse-taille, se disputaient.

— Les odeurs évanouies...

— Non, les chairs roses dans les boudoirs...

— Musique des mots...

— .... patrie ardennaise. sacrebleu !

— Ainsi Liège ?

— Et le Luxembourg,....

— .... Pierreuse!

— ...... Erezée !

— Bourgeois !

— Niam-Niam !

— Corbleu, c'est une invasion de barbares, se dit la petite rue : elle avait une peur du diable. à présent; aussi elle boucha ses oreilles de toutes ses forces et fit la morte.

D'autres profils, vaguement terribles, arrivaient. Et c'était un remous de gros paletots. un grouillement de chapeaux mous. un taillis de bras et de jambes. Là dessus planait un énorme murmure : chacun des nouveaux arrivants parlant à voix basse, mais tous parlant à la fois.

Il y avait des gestes hardis coudoyant des attitudes peureuses, des têtes haut levées toisant des chefs baissés. et un fouillis de barbes blondes et noires discutant avec une infinité de mentons glabres. Au-dessus de tous, se dressait l'incommensurable silhouette de Borsagne : très chauve, de longues dents et de longs favoris, il semblait un Anglais en rupture de plum-pudding.

Grand, maigre, un fakir égaré en Wallonie, était Letribun. Il promenait fiévreusement son enthousiasme de groupe en groupe, et faisait à lui seul du tapage comme huit. Plus âgé que les autres, et plus sûr de lui-même, il les considérait avec un dédaigneux orgueil, réjoui cependant à l'aspect de cette jeunesse enflammée prête à tous les sacrifices pour la cause de l'art wallon ; et, corbleu, si on l'attaquait, il la savait déterminée à vendre chèrement sa plume. Aussi, considérant avec fierté les rangs serrés de ces félibres, Letribun jubilait, jubilait :

— Oui, oui, ventrebleu, oui ! Oui, sans doute, oui, monologuait-il.

— Hein, mon doux et cher Letribun ? interrogea la voix veloutée d'un blond éphèbe.

— Mais oui, mon petit Pâris, j'aspire les pré-

cieux relents de la terre patrie. En ce moment,
mon cœur tressaute de joie, je pense à Flémalle-
Haute, à ma vache, à mes poules, à ma chèvre,
à ma petite maison campagnarde, à Ronsard,
Hugo, de Vigny, Musset, Goncourt, Baïf, Bel-
leau, le grand Agrippa, Scarron et Dante, mon
cher, oui, Dante Lairesse et Gérard Alighieri,
et Gœthe, Klopstock, Mallarmé, Vicaire...

— Floupette, pette, pette, interrompit Mortembouche.

Mais Quelvocable s'indigna dans son coin :

— Tais-toi, Mortembouche. Tu es le Bouvard
de la patrie wallonne, comme Hamalin en est le
Pécuchet.

— Que je me taise, avorton ! tantôt...

— Voyons, messieurs, intervint O'Chanvre,
cessez un moment vos querelles.

Il reprit, avec Viletaupinière, une sérieuse
discussion sur le pied de la reine Berthe. Viletaupinière, l'autorisé critique d'un journal quo-
tidien, était, à ses moments perdus, professeur
de moyen-âgeuse littérature. Sur un ton vexé

d'orateur interrompu, il recommença son discours en trois points : oui, la légende, en Ger-
manie se déformait, mais le type, monsieur, le
vrai type de la reine se conserve irréfragable-
ment...

— Cependant les traditions...

— Mais les textes, cher monsieur, les textes..;
............??... Charlemagne', Augustin Thierry,
et la littérature romane, oui monsieur...!!!...
.?....;... la guerre des Albigeois...;.... Voilà la
preuve !

Cependant, petit à petit, la compagnie des
néo-wallons s'était accrue. Aux "mouvement-
wallon „ du premier brassin, s'étaient réunis les
"sous-mouvement-wallon „, une phalange nom-
breuse. Moins littéraires, ceux-ci, mais autant
circonspects : par des manœuvres en dessous,
des harangues échevelées et d'un bon-sens dou-
teux, Pâris Mystique, Pékin, Hamalin et Quelvocable avaient réussi à soulever la jeunesse
artiste — ou supposée telle. On démontra bien
vite, à ce public choisi, " l'encroûtement lu-

gubre „ de Liège; des discours subversifs, tor-
tueux ou véhéments furent prononcés; des
imprécations, vomies contre "les tièdes de l'art,
cette lèpre qui nous ronge et réduit en pourri-
ture les forces vives de notre race, „ soulevèrent
d'unanimes acclamations; et les têtes s'exal-
tant, Pâris Mystique ayant secoué sa crinière
de filasse, Quelvocable rengainé le symbolisme,
Hamalin l'économie politique, Pékin ayant en
outre glorieusement déroulé sa *capa*, l'enthousiasme grandit jusqu'au fortissimo le plus
épique. Alors, harcelant leurs catéchumènes,
les quatre écrivailleurs les avaient enrégimen-
tés en une association générale — peintres,
musiciens et poètes, — avec local, statuts, comi-
tés, concerts, expositions, fumisteries et attrape-
bourgeois, un cercle qui tenait du *Chat-Noir*
et des académies provinciales, et qui fut dénom-
mé — O gloire de Hamalin ! — le "Mouvement
wallon. „

Les membres de cette société, gourmandés
par Mortembouche, se joignirent aux littéra-

teurs : Badaux, un dessinateur qui avait com-
posé trois valses et se voyait grand homme à
travers Erasme Raway; Lamidonné, ce paysa-
giste qui fait de la sanguine en musique, *lento,
ma non troppo;* Parny, épris du prélude de Tristan et Yseult, qu'il fredonnait sans cesse; Tournaisier, ce fameux peintre qui met de la gouache
dans ses aquarelles et de l'aquarelle dans ses
gouaches, une consciencieuse nature de travail-
leur, quinze ans de recherches patientes, un
cœur silencieusement naïf, enfantinement sincère : le Balt de Thérèse Monique travaillant
à l'huile. Venaient ensuite T. Henrot, fabricant
de contes fantastiques, celui qui a inventé des
réductions d'Edgar Poë pour salons bourgeois;
Ulysse Bernard, surnommé Jet-Continu; de
Saint-Mont, caricaturiste et poëte wallon ; Bersuy, un dandy qui composait des mazurkas pour
les illustrer d'un frontispice. D'autres suivaient,
possédant des talents divers : Perrin ne savait
lire qu'à la clef d'ut troisième; Pogourd maniait
gracieusement le nébel; Robate n'admettait que

la musique de Palestrina, et Gontrand Vesal
pouvait, comme pas un, prendre des attitudes
fatales à la Byron.

Toute cette bande vint grossir le groupe de
la Petite-Bêche. D'ailleurs de nouvelles recrues
amenées au dernier moment arrivaient de toutes
parts : on devait se trouver en nombre. Pékin
et Letribun comptèrent les troupes : cinq, dix,
quinze compagnons..... Parbleu on pouvait
entrer en toute sécurité. Aussi chacun, maintenant, avait abandonné les saccades nerveuses
que prennent les voix craintives : chacun se
sentait chez soi, tranquille; et même Quelvocable avait cessé de tressaillir au bruit gar-
gouillant des lointaines chansons d'ivrognes.

— Eh bien, y sommes-nous ? En avant! articula Letribun.

— Quand même! répondirent en chœur les
rédacteurs du *Mouvement wallon.*

Trois coups furent mystérieusement frappés
à l'huis branlant d'une maison de piètre apparence. Une vieille parut dans l'encadrement de

la baie. Un visage sinistre, cette vieille ! Pas de
dents, la peau ridée, et des yeux, des yeux !
Quelvocable, la voyant desserrer les lèvres, se
réfugia derrière Pékin, craignant une ava-
lanche d'imprécations ; et une bonne partie des
jeunes wallons, épouvantés, s'esquivèrent.

— Entrez, messieurs, dit simplement la
vieille.

Quelvocable respira.

Un à un, les verbolâtres défilèrent, couvés de
l'œil par la vieille, et, de plus, longuement et
curieusement examinés par deux hommes en
sarrau : des faces patibulaires, oui, certes patibulaires, et des bras gros comme la cuisse de
Pâris Mystique ; des repris de justice, sans
doute, des gens sans aveu ! Quelvocable chercha
dans sa poche s'il n'avait point perdu son
revolver : le froid contact de l'arme le rassura.
Mais Mortembouche, plus exalté et moins *pru-
dent*, très agacé du reste par les regards scruta-
teurs qu'il sentait fixés sur lui, se retourna
brusquement vers les hommes en sarrau qui

semblaient ne pas deviner en eux l'avenir de l'art belge.

— Ketzerische Kerle ! déclama-t-il.

— Di quoi ? Qui n'a-t-i, fré ? Ie, j'arrège, quén gueuie ! Rote ti voïe, mi coïe.

— Voyez donc ces grossiers personnages.

— C'est todis l'crama qui nomme li chaudron neur cou.

— Mortembouche, pardonne-leur, ils ne savent ce qu'ils font, intercéda Quelvocable qui frissonnait malgré lui.

— Non, cela ne peut se passer comme cela, continuait Mortembouche, malgré les efforts du pauvre ahuri.

— Ci n'est nin avou tes autes qu'on-z-âreut sogne, sé-ce, poursuivait l'un des ouvriers. Pus d'gueuie qui d'cou, édon ? Tais-tu, clapette.

Quelvocable dut s'appuyer sur Austérin qui, lui aussi, tremblait.

— J'an, j'an, concilia Letribun, on n'si mâvelle nin po n'pèlotte di crompire. Volangne beure li gotte ?

— Oh, d'abôrd qui c'est comme çoula, c'est aute choè.

Et tous les "Avenir de l'art belge „ avalèrent du genièvre, non sans force grimaces, trinquant avec les ouvriers.

Cette dangereuse affaire terminée à l'amiable, le groupe traversa un corridor poisseux plus une cour dallée et pénétra dans le sanctuaire, lequel était un théâtre de marionnettes.

* *
*

Une chambre cubique, exiguë, étroite et basse en proportion.

De la fumée en acres volutes; un grouillement de têtes bizarres surmontant des corps entassés sur des bancs. Des bancs? non point. Dix planches posées sur des saillies du mur, dix planches rugueuses et branlantes, peuplées d'un monde de culottes et pantalons de formats divers, dix planches qui planent au dessus d'un cloaqueux pavé émaillé de pâquerettes de crachats. Silence relatif, maintenu grâce à la solide baguette d'un édile populacier, silence coupé çà et là d'un juron, d'une exclamation brève, ou éclaboussé du claquement de la gaule retombant sur un dos grincheux : principalement sur un groupe d'enfants aux paupières fatiguées, — des frimousses tristement précoces, — placés au premier rang.

Tout cet amas de gens et de choses oscilla brusquement : la porte entrebâillée avait livré passage à un caballero nargueur, suivi de tout "le Mouvement wallon „ un flot de têtes jeunes et bêtasses, avec des barbes blondes et brunes; beaucoup de mentons sans poils scintillaient dans la foule des arrivants, mais ils se cachaient, honteux. Il y eut chez les spectateurs quelques gestes d'interrogation intriguée, un remous de bras et de jambes ; et des yeux scrutèrent obstinément les nouveaux visages.

— Ont-ils fini de me toiser, ces apôtres ? grogna le contre-mi de l'Espagnol-Pékin.

— Pour Dieu, tais-toi, balbutia Quelvocable, à peine remis de son émotion précédente.

— Silence ! glapit l'huissier en blouse, agitant sa longue baguette.

— Flûsspferd ! riposta Mortembouche.

— Ti, si ti n'ti tais nin, t'àrais n'bouf à l'gueuïe.

— Je t'en supplie, ne réponds pas, dit Quelvocable.

Austérin tremblait dans un coin, appuyé sur Letournant. Le calme se rétablit peu à peu.

Letribun fit manœuvrer ses grands bras. Mortembouche joua des épaules. Pékin déploya sa *capa*, O'Chanvre ajusta son monocle et Frédéric Loiseau regarda ses pieds. Devant cette attitude déterminée, l'hostilité du public céda ; on leur fit place sur quelques planches, et le spectacle interrompu recommença paisiblement.

Tout au fond de la petite salle, se trouvait la scène. Pas grande, la scène : un mètre dans un sens, cinquante centimètres dans l'autre, et un pied de haut. Le décor, harmonieusement brossé en rouge et vert, est toujours le même :

une place publique. C'est ingénieux; car une place publique n'étant pas tout à fait un salon, pas tout à fait non plus la rase campagne, sert de transition entre les deux. Ainsi Charlemagne peut très agréablement y donner audience solennelle et de même la place publique sert avantageusement pour montrer Iscariotte sur la mer écumeuse. L'éclairage, rudimentaire : une lampe à pétrole fixée très haut. Cette lampe est munie d'un réflecteur en fer blanc qu'on monte ou abaisse d'un coup sec : très utile pour produire le plein jour ou la nuit noire, et l'effet est saisissant.

Bien tranquilles sur leurs planches, les jeunes " Mouvement wallon „ s'ingénièrent à suivre la représentation. La toile était levée et sans doute le spectacle continuait, car de longues tirades indignées parvenaient à leurs oreilles. Mais la scène paraissait déserte. Regardant mieux, ils virent, tout au fond, appuyés contre les maisons du décor, plusieurs morceaux de bois habillés de nippes durement colorées, et

imitant des hommes. Par moment, l'un de ces
objets — de ces acteurs — faisait un bref mouvement de tête, soulevé par la tringle de fer qui
le traversait de part en part. D'ailleurs, petit à
petit, devenus plus ingénieux à démêler le jeu
des marionnettes, les *Mouvement wallon*, s'ini-
tièrent au fonctionnement des "artistes „. Ils
demandèrent des renseignements : on plaçait
les acteurs par rang de préséance, et les plus
grands étaient les plus hauts personnages :
logique rigoureuse. " Aujourd'hui, c'est Charlot,
fils de Charlemagne. „ leur confia un voisin. Et
en effet, Charlot se trouvait en scène, criant,
d'une grosse voix de basse, des récriminations
contre un certain prince turc, coiffé d'un tur-
ban d'or. Ce Charlot formait un belle pièce
d'homme : sa tête arrivait à la hauteur des
toits, et n'eût été sa cuirasse salie — et aussi
les cuirs et les velours dont il relevait sa ha-
rangue — on l'eût pris tout de suite pour un
crâne gentilhomme. Tel n'était cependant pas
l'avis du prince turc : avec un timbre de bary-

ton larmoyant, il accusait nettement l'infâme
Charlot de complots frauduleux, d'infâmes des-
seins, de fallacieuses imputations, allant jusqu'à
lui supposer des projets ténébreux d'attentats
contre son père. — Qu'était-ce que ce prince
turc? un roitelet médiocre, sans doute, car ses
épaules ne dépassaient pas le premier étage des
maisons.

Charlemagne s'émut, justement courroucé, et
d'ailleurs cruellement perplexe. La tête perdue
dans les frises, il tonna majestueusement, d'une
petite voix de ténor indigné, contre l'ingrati-
tude filiale; puis usant de diplomatie, il congé-
dia sa cour et s'entretint longuement des mal-
heurs d'Oger le Danois. L'histoire de cet Oger
était lamentable : parti radieux pour les croisades, les Turcs " l'avaient pris prisonnier-z-à la
Tour de Babel en Babylone. „ Charlemagne
branlait la tête, hésitant.

Mais, dans la salle, le public s'animait; plusieurs se fâchèrent et des paroles malsonnantes
furent mâchées à voix basse. Les enfants, près

de la scène, s'agitaient, incertains ; mais les
ouvriers, la majorité des spectateurs, ne pou-
vaient tolérer l'inaction du monarque, et des
récriminations se firent jour : une sourde rumeur de révolte planait sur les assistants, des
colloques animés et scandés de jurons, s'éle-
vèrent. " L'avenir wallon „, attentif et inquiet,
suivait ardemment les péripéties du drame.
Anstérin n'était pas tranquille ; Mortembouche
le rassura. Letribun se répandit en imprécations contre l'impéritie des despotes.

Letournant s'abstenait de penser, mais Quelvocable, visiblement ému, trouvait mille saveurs
à la pièce.

— Suave et subtil, n'est-ce pas, mon petit
Pâris.

— Prodigieux, inquiétant, génial !

— Phosphorescent, corrigea Verseau.

O'Chanvre, qui n'avait pu se résoudre à se
séparer de son monocle, siffla un petit air d'approbation. Lamidonné, le peintre, abonda dans
son sens, et Tournaisier, après avoir hésité lon-

guement, le félicita de loin. Viletaupinière prit des notes.

Charlemagne promenait dans les frises son front chargé de pensées, s'agitant, songeant à l'infâme Charlot, au roi de Turquie, peut-être même à l'infortuné prince Oger de Danemarck, prisonnier en Babylone.

Cela devenait palpitant : Letournant secoua Pékin qui dormait dans un coin. Pékin grogna ; il s'en moquait pas mal, lui, de Charlemagne et des croisades, et voulait qu'on le laissât tranquille, que diable ! En manière de protestation, il se rendormit.

Soudain la scène s'anima. Un petit air guilleret fut chantonné dans les coulisses, et un nouveau personnage fit son apparition : Chanchet, l'immortel Chanchet, le houilleur liégeois, loustic et bon enfant, avisé d'ailleurs et subtil, prompt aux résolutions et fécond en ressources. Charlemagne releva sa tête songeuse — qui devint invisible pour les spectateurs. Et sortant enfin de sa pénible indécision, il conta ses dé-

boires à Chanchet, lui demandant conseil. Celui-
ci répondit, gouailleur et familier, consentit à
prêter à l'empereur l'appui de sa vieille expérience et prononça de longs discours — en
wallon.

En wallon ! tout le monde se pâma d'aise.
Pékin se réveilla, Mortembouche devint ai-
mable, Austérin intelligible. Letribun condes-
cendant ; Letournant pensa à quelque chose.
Frédéric Loiseau s'exalta. Lamidonné se dérai-
dit, Viletaupinière s'humanisa, Quelvocable eut
le sens commun ; les poitrines s'élargirent, on
vit éclore des sourires béats, et Charlemagne
ayant ordonné qu'un chevalier félon fût " occis-
t-et pendu-z-à des fourches patibulaires „. le
drame s'acheva au milieu d'une émotion indes-
criptible.

La toile tombée. des conversations s'organi-
sèrent parmi les jeunes gens. Pâris Mystique
ouvrit contre Parny une discussion sur le sort
probable de Tristan et d'Yseult dans l'éternité.

— Ils doivent goûter les joies paradisiaques.

7

— Et que faites-vous de l'adultère ? Et le mépris de la foi jurée ?

— Wagner s'en moquait pas mal en écrivant Tristan...

— Oui, mais Dante? Et, d'ailleurs, la morale...

— L'amour sanctifie tout.

— Hein ? Vous y croyez, vous, à l'amour ?

— Dame, et vous ?

— Deux électricités de noms contraires ; cela s'attire, ça fait *psitt* avec une étincelle qui pique, et ça se repousse. Ce n'est pas de l'art, c'est de la physique.

Frédéric Loiseau composait ardûment des vers, en son coin; il fit rimer *père* et *frère, pâleur* et *douleur. éclose* et *rose,* puis, relevant la tête, lut son œuvre à Letournant. En échange, celui-ci lui infligea de longues dissertations sur son roman, *Jules, Julien, Julienne,* " une étude de pâle candeur wallonne, et des psychologies ardennaises, mon cher! „ Letribun, de son côté, évangélisait Verseau, le trouvant trop peu national :

— Oui, oui, l'amour, les passions, tout le bata-
clan des idées, le bazar des poètes. Mais il faut
faire local, local, local.

— Cependant les sentiments ne sont-ils pas
universels ?

— Sans doute, mais enfermez-lez en un lieu
défini; ce sont des parfums qu'il faut serrer
dans leurs flacons, de peur qu'ils ne s'éventent.
Ainsi moi, moi qui vous parle, avec Chockier, la
Meuse, les maisons blanches et le Condroz....
Qu'en dites-vous ?

A l'autre bout de la salle, tout le monde parlait à la fois. Tournaisier, Lamidonné, Badaux
et Bersuy avaient soulevé la question du beau
absolu et de l'art walloniste, cherchant à voir
clair parmi les considérations sur l'objectif et
le subjectif dont Vesal avait empétré leurs
idées. Ils n'arrivèrent à aucune solution. A côté
d'eux, Mortembouche, Quelvocable, Pékin et
quelques autres discutaient ardemment. Ne
parvenant pas à s'entendre, ils entreprirent
d'étonner le public et se répandirent en paradoxes :

— Que penses-tu de Maximus Valérius, Mortembouche ?

— C'est un instrument à vent, et il m'agace, à la fin. J'en ai assez de ses soli de clarinette en zut mineur.

— Et de Georges Eekhoud ?

— De faux billon.

— Et d'Edmond Picard ?

— Dans la forêt de Soignes, il voit des Instututes, hein ? C'est la seule chose que je n'y voie pas.

— A toi, maintenant, Pékin. La différence entre Victor Hugo et Leconte de Lisle ?

— Leconte de Lisle ? Un trombone, — en marbre.

— Et Victor Hugo ?

— Un trombone ému.

— Et Villiers de l'Isle-Adam ?...

— Il prononce *kinnamos* pour *cannelle :* ça lui fait du génie.

— C'est stupide.

— Mais juste.

Ces pensées brillantes se perdirent sans résultat sensible : les voisins n'écoutaient pas. Vexé, Quelvocablo devint aigre, et Mortembouche resta bougon.

— Tu sais, Pékin, pour ce que tu dis de bon ce soir, tu ferais mieux de dormir.

— Eh, eh ! Quelvocable ! Petit Poucet qui pose pour l'ogre.

— Et toi, Pékin-Florissac, tu te crois Demailly ?

Pékin voulut se fâcher. Mortembouche imposa brutalement silence au symboliste rageur.

— Tais-toi ; ou je t'y force, impertinent roquet.

— Oui, tu as bien le droit de parler, Mortembouche ! Toi, un photographe en art, un embryon de romancier naturaliste, un perruquier !...

— Quoi, qu'est-ce ?

— .... Un monsieur qui cherche les cheveux dans la soupe pour en bâtir une perruque. La perruque, c'est le roman naturaliste.

— `Eselskopf! Sais-tu seulement ce qu'est un symboliste ?

— Je m'en fiche.

— C'est un fou qui jette en l'air un bout d'idée comme une pierre dans l'eau. Ça fait un rond qui s'élargit, s'élargit et devient vague, vague, vague, si bien qu'on n'y voit plus rien.

— Attrape ça, Quelvocable, jubila Pékin.

— Ganache !

— Croate.

— Voyons, messieurs, je vous en supplie, du silence, pria O'Chanvre.

Il était absorbé dans une dissertation sur la chanson de Roland et cherchait à convaincre Viletaupinière.

A l'extrémité de la petite salle, près du mur, d'autres parleries s'animaient. Letribun n'admettait l'art qu'au bord de la Meuse ; Austérin était pour le peuple des censes et des glèbes, ou les beaux pages d'ouate frêle s'aimant de platonisme à défaut d'autre chose. Letournant subit la lecture des derniers contes de Pâris Mystique, “ des contes suggestifs et occultes „. Ces contes étaient intitulés : *Le lac subrepticement homicide, La lune brigand calabrais* et *La lune condamnée aux travaux forcés pour meurtre avec préméditation.* Letournant trouva les contes superbes, et montra le dernier poème en prose que lui avait dédié Quelvocable : “ *Cauchemar d'une nuit d'été,* ou *les mésaventures d'un présomptueux soupirant...*

— C'est démoniaquement génial, approuva Letribun. Il voulut le montrer de force à Verseau, mais fut cette fois repoussé rudement. En effet Austérin et Verseau faisaient ménage à trois avec la Muse, et enfantaient un poème. Le voici :

IDEAL SATANIQUE.

L'azur trille en soupirs d'or
Les poussières parfumées
Chants *évanouis* encor
Aux haleines allumées.

Les haleines allumées,
Blandices des beaux amants
Où s'en vont, BLANCHES fumées,
Expirer aux cœurs dormants.
Expirez, ô cœurs dormants
Laissez, nymphes exhumées,
Aux fumiers où le BŒUF plonge
Les charnels accouplements.
O charnels accouplements
Frémissez, lointains du songe
Et n'oubliez pas l'éponge,
O regrets des cœurs aimants.
Exilé *remords* qui ronge !
Car les poisons durs et verts
Et puis le tombeau des vers.
Car la CIGUË et l'oronge
Signent vos traités pervers.
Trillez sec aux cœurs pervers.
O males parfums de tombe.
Mais laissez mes pensers chers
Voguer où l'âme ne tombe.
Voguez où l'âme ne tombe.
Bleus pensers, vaisseaux d'azur,

Et laissez noyer la trombe

D'un épouvantable rhombe

Ceux qu'insulte Idéal pur.

Ne m'insulte, Idéal pur,

Fils de Ninive et d'Assur,

Car les cœurs *secs* comme un mur,

Les cœurs secs de caillou dur

Ne rémauent point lents sur

Mon blanc corps, mon beau corps pur :

Bleus pensers, vaisseaux d'azur,

DÉPÊCHEZ, mon songe est mûr.

Je vais accoucher c'est sûr,

J'accoucherai je le jur'

Viens m'aider, IDÉAL pur.

A un autre endroit. Vesal avait entrepris la conversion de T. Henrot. — Mon cher, ton fantastique est trop idéaliste. Retiens ceci : Pile de Bunsen est à Edgar Poë. ce qu'Agrippa d'Aubigné est à Victor Hugo. L'art découle de la science comme le mariage de l'anémie. Et il lui récita, en appuyant sur les mots, un poème

en prose qu'il intitulait le " Moi triomphal „.
Le "Moi triomphal„ commençait ainsi :

Tout est égoïsme ; rien n'est qu'égoïsme ;

La colère est l'égoïsme frénétique :

La jalousie est l'égoïsme du sentiment ;

La prévoyance est l'égoïsme à longue portée :

La bravoure est l'égoïsme en colère ;

La charité est l'égoïsme ému.

Le sang-froid est l'égoïsme à main posée, ou l'égoïsme réfléchi.

Tout est égoïsme. Rien n'est qu'égoïsme.

Partout, du reste, des conversations s'échauffaient. Wagner fut déclaré immoral et sublime, Wiertz fustigé d'importance, puis porté aux nues, ayant été soupçonné de symbolisme. Badaux et Parny chantèrent une fugue de Bach, chacun se chargeant d'une partie, et Saint-Mont proposa d'organiser une symphonie vocale : Mortembouche serait trombone, Pékin triangle, Quelvocable clarinette, Austérin con-

trebasse et Pâris Mystique premier violon.
Perrin voulut être l'alto, et Robate exigea que
la musique fût de Palestrina. Mais Badaux le
trouva trop moderne.

⁂

Soudain la porte s'ouvrit, et Hamalin parut,
beau, radieux, jovial, suivi d'une petite dame
effarouchée du bruit.

— Bonsoir, cria-t-il en entrant.

Trois exclamations lui répondirent.

Ensemble.
— Lucy !!!
— Fraülein !!!
— Miette !!!

— Au secours ! cria la femme.

Elle voulut s'enfuir. Hamalin, ahuri, la retint
par le bras, tandis que, la figure à l'orage, les
sourcils froncés, Pékin, Mortembouche et Quelvocable s'avançaient. Tout "l'avenir wallon ...
pressentant un drame, se leva.

— Dites, donc ! fit Hamalin.

— Pas un mot, toi. Fraülein, que faites vous
ici ?

— Répondez, Miette !

— Explique-toi, Lucy, implora Quelvocable,
ému, et presque pleurnichant. ·

— Taisez-vous ! dit Hamalin avec autorité ;
soyons dignes, c'est l'essentiel. Vous, parlez,
Salammbô, et soyez sincère. Vous connaissiez
monsieur ?

— Parbleu, grinça Mortembouche.

— Et monsieur ?

— Intimement répondit Pékin, qui s'en moquait.

— Et monsieur ?

— Hélas, gémit Quelvocable.

— Eh bien, un peu, là, que je vous connais !
Et d'autres avec. Zut pour vous !

La femme s'enfuit. Ils la poursuivirent jusque
dans la rue, sans l'atteindre. Alors, sous l'œil
ironique d'un réverbère mélancolique et philo-
sophe, les quatre amants trompés reprirent la
dispute. Pékin, presqu'indifférent, se montra

bonhomme. Quelvocable, bouleversé, n'avait
pas la force de vouloir quelque chose. Mais,
d'un côté, Hamalin, incisif et rageant au fond
du cœur, de l'autre, Mortembouche, colère, hargneux et brutal, s'emportaient en reproches
sanglants, aigus, brûlants, malgré l'intervention
de leurs amis qui cherchaient à s'interposer. On
les sépara, non sans efforts ; mais lorsqu'il s'agit
de réconciliation, Mortembouche bondit. Il dé-
clara mépriser Pékin, Quelvocable et Hamalin,
donna séance tenante sa démission du " Mouvement wallon„, et annonça qu'il partait pour
Paris. On lui souhaita bon voyage ; et les trois
rivaux, unis par le malheur, se jurèrent " aide
et protection dans la grande lutte de l'art pour
l'art. „

Puis soudain partant d'un éclat de rire :

— C'était la même !

— La même !

— La même !

Ils rejetèrent tout le ridicule sur Mortembouche, se déclarèrent enchantés, délivrés,

décollés, heureux, joyeux, radieux, glorieux, et le lendemain Fraülein-Miette-Lucy-Salammbô-Querelle-Papillon reçut la lettre suivante :

> Fraülein, etc..

Zut ?
Ouf!
Pouff!!

> Hamalin, Quelvocable, Pékin.

Mortembouche, intraitable, n'avait pas voulu signer, feignant une complète indifférence : il fut rebelle à toutes les tentatives de paix faites par ses trois "confrères„ et peu de temps après quitta Liège pour Paris, fuyant l'odieux fantôme d'une Fraülein maintenant détestée.

Hamalin prit sa place au "Mouvement wallon„ et le flot monotone des occupations quotidiennes reprit son cours avec lenteur.

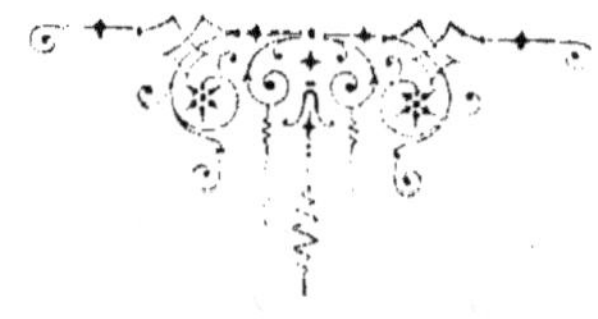

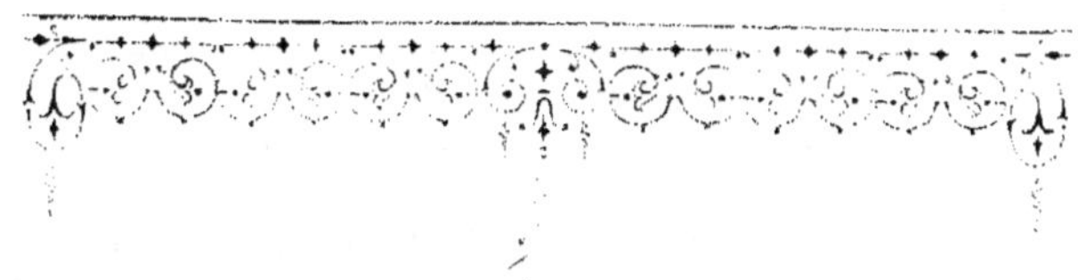

Chapitre VI.

CHLORAL PARTOUT.

LIÉGE est revenue au calme régulier de son existence impassible et certes, à la voir silencieusement détendue au bord de la Meuse, ville muette rêvant aux ondes nacrées, comme une gentille chatte couchée près d'une flaque de lumière, à respirer ces douces et parfumées nuances des toits d'ardoise, scintillants sous la lune, à écouter le mol et rythmique courant des vies dormeuses cachées dans ses maisons bleuâtres, qui donc retrouverait cette vague lueur, ce tiède souvenir perdu en l'épaisseur profonde et moelleuse de la nuit, ce mystérieux lit de repos, la N**UIT** colossale et suave, aux sombres courtines d'azur brochées d'étoiles pensives.

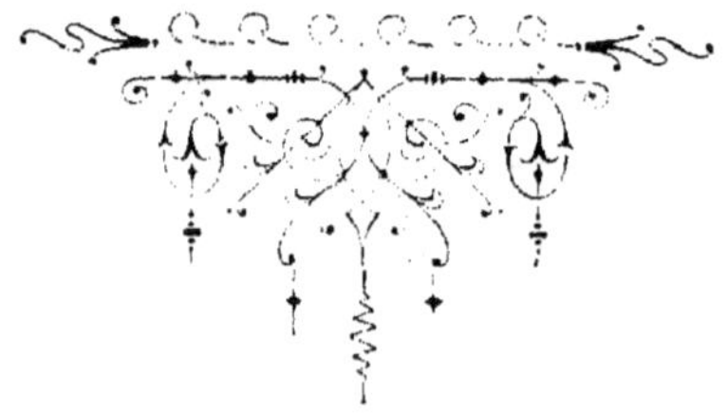

www.ingramcontent.com/pod-product-compliance
Lightning Source LLC
LaVergne TN
LVHW021724170726
843503LV00004B/1411